LYON,

IMPRIMERIE D'ISIDORE DELEUZE,

RUE SAINT-DOMINIQUE, 13.

RECHERCHES NOUVELLES

SUR L'HISTOIRE

DE

LA SYPHILIS,

PAR

L.-P.-Aug.^te GAUTHIER, D.M.P.,

MÉDECIN TITULAIRE DE L'HOSPICE DE L'ANTIQUAILLE DE LYON ;
MEMBRE DE L'ACADÉMIE, DU CONSEIL DE SALUBRITÉ, DE LA SOCIÉTÉ DE MÉDECINE
ET DE LA SOCIÉTÉ LITTÉRAIRE DE LA MÊME VILLE ; CORRESPONDANT DE
L'ACADÉMIE DES SCIENCES, ARTS ET BELLES-LETTRES DE DIJON ; DES
SOCIÉTÉS DE MÉDECINE DE BERLIN, BORDEAUX, DIJON, ERLANGEN,
LEIPZIG, MARSEILLE, MUNICH, TOULOUSE, ZURICH ET DU
GRAND-DUCHÉ DE BADE ; DE LA SOCIÉTÉ D'ÉMULATION
DU JURA ET DE CELLE DES SCIENCES, ARTS
ET BELLES-LETTRES DE MACON, ETC.

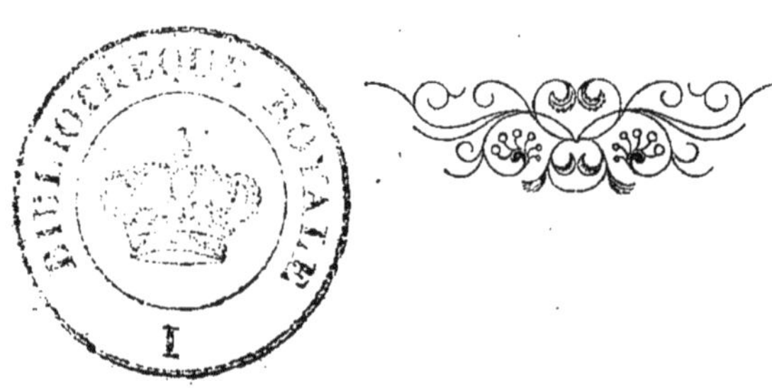

PARIS,
J.-B. BALLIÈRE, LIBRAIRE,
Rue de l'Ecole-de-Médecine, 13 bis.

LYON,
SAVY JEUNE, LIBRAIRE,
Quai des Célestins, 18.

1842.

AVANT-PROPOS.

Malgré le grand nombre d'écrits qui ont été publiés sur l'histoire de la syphilis , il règne encore beaucoup d'obscurité sur son origine. Les uns ont prétendu qu'elle avait existé chez les peuples anciens , les autres qu'elle était une maladie nouvelle qu'on n'avait commencé à observer en Europe que vers la fin du XVe siècle. Si la solution de la question de l'ancienneté de la maladie vénérienne n'avait eu pour but que de satisfaire la curiosité, nous aurions gardé le silence et nous n'aurions pas eu l'idée d'ajouter cet écrit aux nombreux travaux qui ont déjà paru sur ce sujet obscur. Mais cette question est plus importante qu'on ne le pense pour la médecine pratique : on sait que , depuis environ vingt-cinq ans, des médecins ont voulu renverser tout ce que l'on croyait savoir avant eux sur la nature et le traitement de la syphilis. Ils ont nié son existence; ils ont nié les effets salutaires du mercure dans son traitement; ils sont allés jusqu'à soutenir que les symptômes consécutifs quand il en survenait étaient dûs à l'emploi de ce remède. Les partisans de ces nouvelles doctrines se sont fait de la prétendue ancienneté de la maladie qui nous occupe une arme puissante pour soutenir leur opinion. En effet, si cette maladie avait pu traverser les siècles depuis Hippocrate jusqu'à l'an 1494, sans fixer l'attention des médecins et sans altérer en rien les générations anciennes, quoique traitée sans mercure ce serait la meilleure preuve que ce n'est qu'une simple irritation qui ne demande que des remèdes émollients et des soins de propreté et que le traitement mercuriel est au moins inutile. Nous pensons donc qu'il n'est pas sans importance de revenir encore aujourd'hui sur un point de la science qui a donné lieu à tant de controverses. Notre opinion est que la syphilis n'a point existé chez les Grecs et chez les Romains et qu'elle n'a point non plus été connue au moyen-âge, avant la fin du XVe siècle. Ayant dirigé nos recherches sur ce sujet obscur, nous croyons avoir ajouté de nouvelles preuves à celles qui avaient déjà été données par Astruc, Girtanner, Bosquillon et autres auteurs qui avaient précédemment soutenu la même opinion que nous. Nous allons exposer nos raisons le plus brièvement qu'il nous sera possible.

RECHERCHES NOUVELLES

L'HISTOIRE DE LA SYPHILIS.

Parmi les affections morbides qui forment le vaste domaine de la pathologie, les unes ont existé dans tous les temps et chez tous les peuples ; les autres au contraire sont venues peu à peu et à diverses époques se joindre à la nombreuse série des maladies déjà connues et jeter partout la consternation par leurs ravages. Parmi ces dernières, nous remarquons surtout les affections pestilentielles et les affections contagieuses de la peau.

Le moyen-âge, cette époque d'ignorance et d'arrêt pour les lumières, où les règles de l'hygiène furent totalement négligées et où la médecine retomba entre les mains des prêtres, comme dans l'enfance de l'art aux temps antérieurs à Hippocrate, fut surtout fertile en maladies nouvelles. (1) Nous pensons qu'elles ont contribué à maintenir la barbarie par les calamités publiques qu'elles occasionnèrent et par l'obstacle qu'elles mirent à l'aug-

----

(1) Quelques-unes de ces maladies n'étaient peut-être pas réellement nouvelles, mais existaient précédemment dans quelques contrées du globe et se sont répandues ensuite dans les autres pays.

mentation de la population. Sous le règne de Justinien*
nous voyons paraître pour la première fois la peste d'O-
rient. Un peu plus tard la variole vient décimer l'espèce
humaine ; la rougeole ne tarde pas à la suivre. La lèpre
sème ensuite partout l'épouvante et l'horreur. Au Xe
siècle une maladie, dont il est difficile d'apprécier aujour-
d'hui le caractère , mais qui fut connue alors sous le
nom de *feu sacré, mal des ardents* ou *feu de St-Antoine,*
vint encore désoler les peuples déjà si malheureux. On
fut même obligé d'établir des hôpitaux pour recevoir les
malades qui en étaient atteints. Au XIVe siècle , la peste
noire enleva le quart des populations. Au milieu du XVe
siècle la civilisation fait de grands progrès : on découvre
l'Imprimerie, et cependant les dévastations opérées par
les maladies nouvelles ne cessent point encore et semblent même augmenter pendant quelques années. Le scor-
but et le typhus prétéchial régnent épidémiquement et
font d'affreux ravages. Quelques auteurs ont même
pensé qu'on les avait observés alors pour la première
fois. Mais c'est à la fin du XVe siècle qu'on vit paraître,
en moins de dix ans, à la suite de deux expéditions
guerrières, deux maladies nouvelles qui méritent surtout de fixer l'attention des observateurs. Ce sont la
suette anglaise et la syphilis. La suette parut pour la
première fois en Angleterre, à la suite de l'expédition de
Henri Tudor, connu ensuite sous le nom de Henri VII ,
qui débarqua à la tête d'une armée de 3,000 hommes
rassemblés en Normandie pour détrôner Richard III,
dernier souverain de la maison de Plantagenet , qui s'é-
tait fait détester par sa tyrannie et ses crimes. La
syphilis se montra , pour la première fois , en Italie ,

vers l'an 1494, à l'époque où Charles VIII, roi de France, y entra avec une armée de 30,000 combattants pour s'emparer du royaume de Naples. La Suette anglaise a fait d'affreux ravages en Angleterre et dans le nord de l'Europe pendant soixante-dix ans. Aujourd'hui elle a disparu, ou si elle existe encore, c'est sous le nom de suette miliaire, qui n'en est que l'ombre. La syphilis dure toujours, quoique sous une forme beaucoup moins grave qu'à son apparition.

Les écrivains contemporains ne sont pas bien d'accord sur l'époque précise où l'on commença à observer la syphilis en Italie. Plusieurs désignent l'année 1494 comme celle qui la vit naître. Quelques autres cependant la donnent comme antérieure de près de deux ans ; mais nous pensons qu'ils l'ont confondue avec une peste qui régna alors à Rome et dans quelques autres villes. Presque tous les auteurs du temps sans exception regardèrent la syphilis comme une maladie nouvelle inconnue jusqu'alors. Ils lui donnèrent différents noms que nous ne rapporterons pas tous ici et qui furent dérivés, tantôt du peuple dont on croyait l'avoir reçue, tantôt des symptômes qui l'accompagnèrent. Ainsi les Italiens et plusieurs autres nations l'appelèrent alors *morbus Gallicus,* parce que son apparition coïncida avec l'arrivée de Charles VIII en Italie ; les Français lui donnèrent le nom de *grosse vérole, grande gorre,* ou *mal de Naples,* parce qu'ils crurent l'avoir rapportée de leur malheureuse expédition contre cette ville. Les Russes qui pensèrent l'avoir reçue de la Pologne, l'appelèrent *mal Polonais,* ce qui prouve que ces divers peuples la regardèrent comme une maladie nouvelle. Les Espagnols l'appelèrent *las bubas,* ou *maladie pustuleuse.* J. Gruenbeck l'appelle *mentulagra,* en 1496; G. Torella, *pudendagra,* en 1497. Fracastor lui donna le premier en 1521, dans son beau poême le nom de syphilis, et Jacques de Bethencourt celui de maladie vénérienne en 1527.

Pendant les premières années de son apparition en Europe, la syphilis s'accompagna des symptômes les plus graves, et fit périr beaucoup de monde. Le savant Hensler qui a fait tant de recherches sur son histoire dit que plusieurs grandes épidémies ont été plus meurtrières ; mais il ose affirmer qu'aucune affection contagieuse, aucune peste, pas même la peste noire du XIVe siècle, n'a causé plus de consternation et d'effroi. Les médecins contemporains ne sont pas bien d'accord dans les descriptions qu'ils en donnent. L'éruption des pustules à la peau fixa surtout leur attention, et plusieurs d'entre eux l'appelèrent à cause de cela maladie pustuleuse. Cependant Marcellus de Cumes, Nicolas Leonicenus, Alexandre Benedictus, Gaspard Torella, Barthélemi Steber, Antoine Beniveni, Jean Almenar, Joseph Gruenbeck, Jacques Cataneus, Pierre Maynard, qui écrivirent dans les dix premières années qui suivirent son origine disent tous que le mal commençait par des ulcères ou des pustules aux parties génitales qui se répandaient ensuite sur tout le corps. Plusieurs auteurs du temps qui ne parlent pas des pustules des organes de la génération affirment cependant que la maladie se communiquait par le coït. C'est donc bien gratuitement que M. Jourdan et quelques autres médecins ont prétendu depuis peu que la maladie qui parut en Italie à l'époque de l'expédition de Charles VIII n'était point la vérole, mais bien une affection cutanée contagieuse. Tous les écrivains contemporains disent que les pustules qui se manifestaient sur tout le corps lui donnaient un aspect hideux. Ils ajoutent qu'il s'y joignait plus tard des douleurs violentes dans les membres, de vastes ulcères et autres symptômes les plus formidables, tels que la perte du nez, des yeux, des lèvres, des organes génitaux. Il paraît qu'à cette époque la contagion était beaucoup plus facile qu'aujourd'hui et que les symptômes primitifs étaient suivis très-promptement d'accidents consécutifs qui avaient lieu surtout à la peau. La maladie nouvelle se répandit avec une extrême rapidité : en peu d'années elle envahit presque tous les pays du globe. Voilà pourquoi quelques auteurs ont voulu lui trouver les caractères d'une épidémie.

Astruc a prétendu que depuis son apparition en Europe, la syphilis avait eu diverses périodes dans lesquelles elle avait offert des symptômes différents. Il prétend que pendant les vingt-une premières années elle avait une grande violence et s'annonçait surtout par des pustules à la peau et des douleurs ostéocopes. Il ajoute que les tumeurs des os ne parurent qu'en 1514, l'alopécie vers 1538, les bubons vers 1540, la blénorrhagie en 1545. Nous ne croyons pas que cette opinion d'Astruc soit entièrement exacte. En effet Marcellus de Cumes, le plus ancien historien de la syphilis, qui l'observa en 1495, dit déjà avoir guéri un très-grand nombre de bubons causés par des pustules de la verge. Jean de Vigo et quelques autres écrivains antérieurs à l'an 1540, cités par Hensler font aussi mention des bubons. Cependant comme les plus anciens auteurs sur les maladies vénériennes parlent peu de la blénnorrhagie et des bubons,

il est probable qu'ils étaient alors plus rares qu'aujour-
d'hui, parce qu'à cette époque très-peu de temps après
l'infection, la fluxion morbide s'opérait sur la peau.
D'ailleurs ces anciens médecins ont le plus souvent si
peu su apprécier l'enchaînement des accidents syphilitiques, et ils en ont donné des descriptions si incomplètes
que quoiqu'ils auraient omis de parler de quelques symptômes ce ne serait pas une preuve positive qu'ils n'existaient pas.

Astruc, Girtanner et Hensler citent plus de quarante
médecins qui ont écrit sur la syphilis dans les trente
premières années qui s'écoulèrent après sa naissance (1).

(1) Louis de Luvigini (Aloysius Luisinus), médecin à Udine,
publia le premier à Venise, en 1566, un recueil de tous les anciens écrits qui avaient paru avant lui sur la maladie vénérienne.
Boerhaave en donna une nouvelle édition avec le titre suivant :
*Aphrodisiacus sive de lue venereâ, continens omnia quæ hactenùs
de hâc re sunt à medicis conscripta.* Lugd. batav., 1728, 2 vol.
in-fol. Gruner y ajouta, en 1789, un supplément dans lequel il
fit paraître plusieurs auteurs anciens qui ne se trouvaient pas
dans la première collection. Il y ajouta aussi tous les passages
des écrivains grecs, latins, arabes et du moyen-âge qui parlent
des maladies qui peuvent avoir quelque rapport avec la syphilis.
Enfin, en 1793, Gruner a encore fait imprimer un nouveau recueil d'anciens ouvrages et documents sur cette maladie, sous
le titre suivant : *De morbo Gallico scriptores medici et historici
partim inediti, partim rari. Accedunt morbi Gallici origines ma-
ranicæ.* Iena, 1793, in-8º.

Malgré les soins qu'ont mis Astruc, Aloysius Luisinus,
Hensler et Gruner à recueillir tous les documents contemporains
sur l'histoire de la syphilis, il en est un qui leur est échappé ;
c'est une ode composée de trente strophes, écrite en vers sa-
phiques, adressée à la sainte Vierge pour la prier de préserver
les hommes des ravages de cette maladie. Cette pièce de vers a

Ce grand nombre d'ouvrages qu'on voit paraître tout-à-
coup, à une époque où l'on écrivait peu, sur une affection, dont auparavant on ne connaissait pas même le
nom, démontre la sensation profonde que son apparition
fit en Europe, et donne une preuve nouvelle que ce
fléau était un mal inconnu jusqu'alors. Il est à remarquer

pour auteur Conrad Reitterius, prieur d'un couvent de Vienne
en Autriche. Elle se trouve dans le recueil de ses poésies, intitulé : *Mortilogus*, imprimé à Vienne en 1508. Nous devons la
communication de cette ode à l'obligeance de M. L. Cailhava.
Comme elle a été jusqu'ici inconnue à ceux qui ont écrit sur l'histoire de la syphilis, nous allons en citer quelques strophes :

. . . .

. . . .

En lues turpis mala dicta plaga
Demetit passim populum misellum,
Nesciens atrox utriusque sexûs
    Parcere cuiquam.
Non puer tutus teneris in annis
Quem suæ lactat genitricis uber,
Non sexus, sed ne viridis juventa
    Effugit illam.
Pustulis atris, scabieque turpi
Rancida hæc manat, sanieque fædâ
Inficit sparsim moribunda membra
    Debilitatque.
Tollit his dulces animas, at illos
Sternit inviso miseros grabato,
Et gravi torquens cruciat dolore
    Tempore longo.
Ha! necem diram quoties peroptant,
Aure sed surdâ refugit misellos
Et negat flentes oculos iniqua
    Claudere parca.
Non opis solers medicæ Machaon,
Non salutares clarius per artes,

que ce grand nombre d'écrits ont pour auteurs des médecins italiens ou allemands, et quelques espagnols. Ce
n'est qu'en 1527 qu'on voit un Français, Jacques de
Bethencourt, médecin à Rouen, publier un ouvrage sur
une maladie qui avait déjà exercé tant de ravages.

Avant de donner les raisons que nous croyons propres
à prouver que la syphilis n'était point connue dans l'antiquité, nous croyons qu'il convient d'exposer les opinions qui ont été émises sur son origine, depuis la fin du

> Non potens radix valet hunc vel herba
>   Pellere morbum.
> . . . .
> . . . .
> Hinc scaturizans fugienda pestis,
> Pestis excedens genus omne morbi
> Corripit passim populum caducum
>   Depopulatque.
> . . . .
> Nullus in toto reperitur orbe
> Qui satis tutus locus esse possit
> Quo tibi supplex latitet populus
>   Peste relictus.
> . . . .
> Flecte maternos pia Virgo ocellos;
> Aspice in grandes hominum ruinas
> Quos modo labes vario fatigans
>   Gallica sternit.

Quoique cette pièce se trouve dans le recueil des poésies de
l'auteur, imprimé en 1508, nous pensons qu'elle a dû être composée plusieurs années auparavant, peu de temps après l'origine
de la syphilis. Il n'y est fait mention que des pustules à la peau
et des douleurs ostéocopes ; mais on voit par les paroles du
poète combien la maladie nouvelle causait d'effroi et de ravages.
Il paraît aussi que sa contagion était beaucoup plus facile qu'aujourd'hui, puisqu'elle n'épargnait personne.

XVe siècle, époque où l'on a commencé à écrire sur elle, jusqu'à nos jours.

OPINIONS DIVERSES DES AUTEURS SUR L'ORIGINE DE LA SYPHILIS.

La maladie nouvelle, dont l'apparition en Europe excita une si grande consternation, fut attribuée alors à plusieurs causes plus ou moins bizarres que nous n'énumérons pas toutes ici. On la crut produite par l'influence maligne des astres, par la conjonction de diverses planètes, par l'intempérie des saisons et les inondations arrivées en Italie, par l'usage de certaines substances alimentaires, etc. ; mais aucun des auteurs qui écrivirent à cette époque n'a dit qu'elle avait été apportée d'Amérique dans nos climats. Léonard Schmaus, médecin de Salzbourg, qui écrivait en 1518, dit le premier d'une manière positive que cette maladie existait depuis bien des années dans les Indes occidentales, et que personne n'en doutait de son temps. Il ajoute que les habitants de ces pays enseignèrent aux Européens l'usage du gayac dont ils s'étaient toujours servis pour s'en guérir. L'année suivante, Ulric de Hutten émit la même opinion. Enfin, Hernandès de Oviedo, historien espagnol qui se trouvait à Barcelone et à Burgos lorsque Christophe Colomb revint d'Amérique, et dont l'abrégé de l'histoire naturelle des Indes parut en 1525, dit que les compagnons de cet amiral, qui l'avaient suivi dans son premier et son second voyage, apportèrent en Espagne la syphilis, qu'ils avaient contractée avec les femmes de Saint-Domingue, où elle était endémique, et que quelques-uns d'entre eux ayant accompagné Gonsalve de Cordoue dans son expédition à Naples en 1495, communiquèrent la maladie aux femmes de cette ville, qui la donnèrent aux Français. Plusieurs auteurs espagnols, qui écrivirent après Oviedo, soutinrent la même opinion qui fut encore appuyée par l'autorité de Nicolas de Massa, de J.-B. Montano, de Fallope, de Fernel et d'un grand nombre d'autres. Depuis lors on crut presque généralement que la vérole avait été importée d'Amérique en Europe. Van Helmont, Sydenham, Etienne Blancard, Becket, Turner lui attribuèrent bien une autre origine ; mais ils ne soutinrent pas qu'elle avait été connue des anciens. Freind, dans son *Histoire de la Médecine* qui parut en 1725, donna quelques nouveaux arguments en faveur de l'origine américaine.

Vers le milieu du dernier siècle, malgré les nombreux ouvrages qui avaient paru sur la syphilis, il n'en existait pas encore une histoire complète. Astruc entreprit le premier un travail aussi difficile, en 1736 (1). Il compulsa avec une patience infatigable tous les matériaux épars qui avaient paru avant lui. Il donna une analyse et une bibliographie complète de tous les écrits qui avaient été publiés jusqu'à son époque ; il discuta les opinions de leurs auteurs, et du résultat de ses laborieuses et savantes recherches, il crut pouvoir conclure que la syphilis était originaire d'Amérique et qu'elle avait été importée en

____

(1) *De Morbis Venereis libri sex.* Paris 1736, in-4°. Astruc donna une nouvelle édition de son ouvrage augmenté de 3 livres, Paris 1740, 2 vol. in-4°. Le 2ᵉ volume qui contient la partie bibliographique n'a pas été traduit en français.

Europe par les compagnons de Christophe Colomb. On peut reprocher à Astruc de n'avoir pas toujours mis dans ses investigations toute l'impartialité désirable, quand il s'agissait d'étayer ses manières de voir ; cependant son livre, qui sera toujours une mine féconde pour ceux qui voudront écrire sur le sujet qu'il a traité, est loin de mériter le titre de roman de la syphilis dont on a voulu le gratifier de nos jours.

Pendant plusieurs années après la publication du savant ouvrage d'Astruc, l'opinion sur l'origine américaine de la syphilis, qu'il avait soutenue avec tant d'érudition, ne trouva pas de contradicteurs. Sanchès la combattit le premier dans un petit écrit qui parut en 1752 (1) ; il s'efforça d'y prouver que la maladie vénérienne a commencé en Europe par une épidémie vers la fin du XVe siècle et qu'elle n'est point venue d'Amérique. Il soutint encore la même doctrine dans un autre opuscule qui vit le jour en 1774 (2). Sanchès était Portugais et il eut surtout pour but de justifier les Espagnols de l'imputation qu'on leur faisait d'avoir importé la syphilis en Europe. Ses opinions ne firent pas une bien grande sensation. Elles furent réfutées par Van-Swieten (3) et par Gruner (4), et elles eussent été peut-être bientôt ou-

(1) *Dissertation sur l'origine de la maladie vénérienne* ; Paris, 1752 in-8°.

(2) *Examen historique sur l'apparition de la maladie vénérienne en Europe et sur la nature de cette épidémie :* Lisbonne, 1774, in-8°.

(3) *Comment. in Boerhaavii aphorismos* ; tom. 5, pag. 342.

(4) *Almanach fuer Aerzte ;* 1783, 1784. Dans son ouvrage qui a pour titre : *Morborum antiquitates*, publié en 1774, Gruner avait déjà soutenu que la syphilis est une maladie nouvelle.

bliées si un homme d'une immense érudition n'était venu
s'en emparer et ne leur avait donné le crédit de son
nom. Cet homme fut Philippe-Gabriel Hensler, premier
médecin du roi de Danemarck. Dans un ouvrage dont le
premier volume parut en 1783 (1), il commence par
donner des notices étendues sur les écrits des anciens
médecins qui furent témoins de l'origine de la syphilis ou
qui parurent peu de temps après, et il publie plusieurs
extraits de leurs ouvrages qui n'avaient point encore été
imprimés. Il parle ensuite des affections locales des organes génitaux, et cite un grand nombre de passages tirés surtout d'auteurs du moyen-âge, pour prouver qu'a-
vant la fin du XVe siècle, on avait connu et décrit les
écoulements des parties génitales chez les deux sexes, les
ulcères de ces mêmes organes, les bubons, les engorge-
ments des testicules, les végétations et autres accidents
locaux qui sont regardés aujourd'hui comme dépendants
de la maladie vénérienne. Après avoir signalé l'existence de tous ces symptômes dans les temps anciens et
surtout au moyen-âge, il avoue cependant, à la fin de
son premier volume, que ce n'était pas là la syphilis qui
parut à la fin du XVe siècle. Il ajoute que cette dernière
était une affection différente et bien plus grave. Il an-
nonce qu'il s'expliquera à ce sujet dans son deuxième volume qui n'a jamais paru. Il en a seulement publié une
partie en 1789 (2), dans laquelle il cherche à prouver
que la vérole n'est pas venue d'Amérique. Ainsi donc

(1) Hensler. *Geschichte der Lustseuche*; Altona, 1783, in-8°.
(2) Hensler. *Ueber den westlindischen Ursprung der Lustseuche;*
Hambourg, 1789, in-8°.

il est difficile de connaître au juste quelle était l'opinion
d'Hensler. Cependant, d'après une dissertation qu'il a
publiée en 1801 (1), il paraît être d'avis que la syphilis
a été observée à l'état sporadique par les médecins anciens et par ceux du moyen-âge et qu'ils l'ont désignée
sous diverses dénominations, entre autres sous celles
d'*herpes* et de *formica*, mais qu'elle est devenue ensuite
partout épidémique et a pris une intensité plus grande
à la fin du XVe siècle, époque à laquelle le déréglement
des mœurs devint général.

Les écrits de Hensler firent une grande sensation, mais
n'opérèrent cependant pas une révolution générale dans
les idées qui régnaient alors. En effet, cinq ans après leur
publication, Girtanner (2) entra dans la lice qui venait
de s'ouvrir et apporta de nouvelles armes en faveur de
l'opinion d'Astruc sur l'origine américaine de la syphilis.
Girtanner avait de l'érudition. Il termina son livre par
une bibliographie critique, complette de tous les écrits
qui avaient paru sur les maladies vénériennes. Cet ouvrage continué jusqu'à l'époque actuelle par M. Hacker (3),
forme un vaste répertoire dans lequel ceux qui voudront
faire des recherches sur le sujet qui y est traité trouveront de nombreux matériaux. Les nouvelles preuves
qu'ajouta Girtanner à celles données par Astruc sont prin-

____

(1) Hensler. *De herpete seu formicâ veterum labis venereæ haud
prorsus expertâ*; Kiel, 1801, in-8°.

(2) *Abhandlung ueber die venerische Krankheit*; Goetting, 1788.
3 vol. in-8° ; les deux derniers volumes sont consacrés à la partie bibliographique, il en a paru une nouvelle édition en 1793.

(3) Hacker. *Litteratur der syphilitischen Krankheiten*; Leipzig, 1830, 1839, 2 vol. in-8°.

cipalement tirées des auteurs espagnols. Il s'attacha surtout à combattre Hensler qui lui répondit l'année suivante. Il s'établit entre ces deux médecins une lutte scientifique à laquelle plusieurs savants prirent part. Arnemann (1) et Fritze (2) se déclarèrent pour Girtanner en 1790 ; mais Gruner qui, en 1783, avait soutenu avec Astruc, que la syphilis venait d'Amérique, changea d'opinion et devint partisan des idées d'Hensler (3). Ce fut cependant d'une manière timide et peu assurée, car en 1793 il embrassa encore un autre système et publia une dissertation pour prouver que la maladie vénérienne avait été apportée en Italie par les Marranes, Juifs clandestins chassés d'Espagne par Ferdinand le Catholique qui vinrent se réfugier en partie sur les côtes de l'Afrique et en partie à Rome, et dans d'autres contrées en 1493 (4). Cette opinion est étayée sur quelques témoignages contemporains. Sprengel, dont *l'Histoire de la Médecine* parut à peu près à la même époque, se déclara contre l'origine américaine de la syphilis, sans s'expliquer bien clairement sur la manière dont elle a pris

(1) *De morbo venereo anedocta quædam ex manuscriptis musœi Britannici;* Gœtting , 1789 , in-4°.

(2) *Handbuch der venereischen Krankheiten;* Berlin, 1790, in-8°.

(3) Gruner fit connaître son changement d'opinion dans la préface de son supplément à *l'aphrodisiacus* d'aloysius Luisinus, qui parut en 1789.

(4) Gruner. *Morbi Gallici origines maranicœ ;* Iéna , 1793 , in-4°. Gruner a encore soutenu la même opinion dans quelques opuscules écrits en allemand. Dominique Thiene (*Lettere sulla storia de'mali venerei;* Venise, 1823 , in-8°), prétend aussi que la syphilis était endémique en Afrique et qu'elle a été importée en Italie par les Marranes, et en Amérique par les esclaves nègres.

naissance. Il la regarde cependant comme une maladie nouvelle, et ne paraît pas éloigné de la considérer comme une dégénérescence du yaws ou du pian, affections endémiques en Afrique, ou même de la lèpre (1). Sydenham croyait déjà la vérole originaire d'Afrique, à cause de son analogie avec le yaws. Haller (2) la regarde aussi comme une dégénérescence de cette même maladie. Allamand, Plenk, Thierry, Howard et quelques autres écrivains se sont montrés favorables à cette opinion (3).

Au commencement de ce siècle, les idées de Hensler, de Gruner, de Sprengel étaient peu connues en France et y avaient peu de partisans : le plus grand nombre des médecins y regardaient encore la syphilis comme originaire d'Amérique. Le savant Bosquillon considéra cette opinion comme démontrée, et il employa sa grande érudition et sa connaissance profonde des écrits de l'antiquité pour prouver que la syphilis avait été incon-

---

(1) Sprengel a développé sa manière de voir sur les affinités du yaws et du pian avec la syphilis dans une dissertation qu'on trouve dans le tome 3 de ses *Mémoires pour servir à l'Histoire de la Médecine.*

(2) *Bibliotheca medicinæ practicæ* ; tom. 1, *pag.* 474.

(3) Comme nous n'avons pas la prétention de parler de tous les auteurs qui ont émis quelques idées sur l'histoire de la syphilis, nous nous contenterons d'indiquer ici les ouvrages de Perenoti Cigliano, médecin italien, et de Sarmiento, médecin espagnol, qui ont prétendu, en 1788, que la maladie qui nous occupe était beaucoup plus ancienne que la découverte de l'Amérique et les écrits de Turnebull et de Bertrandi, qui ont soutenu l'origine américaine, à peu près à la même époque.

nue aux Grecs et aux Romains (1). M. Capuron regarde l'origine américaine comme la plus probable. Swediaur , Cullerier oncle et M. Lagneau lui furent moins favorables. Swediaur pense même qu'il est vraisemblable que la maladie vénérienne avait existé trèsanciennement en Perse , dans le Thibet , l'Indostan et même l'Afrique (2).

Tel était l'état des opinions en France lorsque M. Jourdan chercha, dans une série d'articles publiés en 1816 dans le *Journal universel des sciences médicales* , à renverser toutes les idées reçues avant lui sur l'histoire, la nature et le traitement de la syphilis. Il soutint qu'il n'existe point de maladie vénérienne ; qu'il existe seulement des maux vénériens locaux qui ont été connus dans tous les temps chez les nations civilisées (3). Il prétendit aussi que la maladie qui parut à Naples vers 1494 n'avait rien de commun avec la syphilis ; que cette épidémie n'était qu'une affection contagieuse de la peau, compliquée d'accidents scorbutiques, produite par l'humidité, les cha-

(1) Bosquillon a développé ses opinions dans ses additions au traité de la *gonorrhée virulente* de Bell. Cet ouvrage a été imprimé en 1802. Girtanner n'est donc pas le dernier défenseur de l'origine américaine, comme le soutient M. Jourdan.

(2) Le docteur Schaufus, médecin allemand , a émis en 1805 , une opinion à peu près semblable à celle de Swediaur ; il pense que la syphilis est originaire des Indes orientales et qu'elle a été apportée en Europe par des Bohémiens ou des Egyptiens, sorte de vagabonds qui parcoururent le monde au moyen-âge.

(3) Dans un ouvrage *sur la non-existence du virus vénérien* , publié en 1811 , un auteur anonyme avait déjà émis des idées très-analogues à celles de M. Jourdan.

leurs excessives et la privation d'aliments sains. Enfin ,
il pense que cette épidémie de Naples avait été introduite
à cette époque en Italie par les Marranes chassés d'Espagne.

Quelque hardies que fussent les opinions de M. Jourdan , elles trouvèrent cependant des partisans , grâce à
quelques circonstances favorables. En effet, ce fut à cette
époque que parut la doctrine physiologique de Broussais.
Ses sectateurs,ne reconnaissant que des maladies inflam-
matoires, et ne voulant admettre ni maladies, ni remèdes
spécifiques , ne pouvaient manquer d'adopter une doctrine qui enseignait qu'il n'existe point de maladie vénérienne, et que les symptômes morbides auxquels on
a donné ce nom ont été connus de tous les temps. Aussi,
MM. Richond-Desbrus, Dubled, Devergie admirent entièrement les idées de M. Jourdan : ils soutinrent que le
virus vénérien n'existe pas, que les symptômes primitifs de la syphilis sont produits par l'irritation causée sur
les tissus par le pus secrété, par les membranes mu-
queuses enflammées, que les symptômes consécutifs dé-
pendent de la sympathie où sont les effets du mercure.
Enfin , ils prétendent que le traitement mercuriel est
inutile et même nuisible. M. Jourdan développa encore
son système dans son *Traité des maladies vénériennes* publié en 1826. Les recherches historiques que M. Richond-
Desbrus a mises au commencement de son ouvrage sur
la non-existence du virus vénérien, contiennent des opinions entièrement conformes à celles de M. Jourdan.
Celles de M. Devergie (1) n'en diffèrent pas non plus :

____

(1) *Clinique de la maladie syphilitique* : Paris , 1826.

il soutient que la syphilis est aussi ancienne que la prostitution ; il considère la maladie de Naples comme une épidémie d'affections cutanées qu'il croit pouvoir rapporter à la peste marranique. Il avoue cependant que de depuis cette époque les maladies des organes génitaux devinrent plus fréquentes à cause de la débauche qui prit plus d'extension; mais il ne reconnaît pas là l'origine de la syphilis.

MM. Phil. Boyer, Lucas-Championière, Ricord, Baumès, qui ont publié des ouvrages récents sur les affections syphilitiques, ne se sont pas occupés de leur histoire. M. Desruelles, partisan des nouvelles doctrines, a fait précéder son *Traité-pratique des maladies vénériennes*, publié en 1836, de leur histoire complète. Il l'a divisé en trois époques. La première s'étend depuis l'origine supposée des maladies des organes génitaux jusqu'à l'épidémie de Naples en 1494 ; la deuxième, depuis cette épidémie jusqu'aux travaux de Hensler, Hunter et de M. Jourdan; la troisième va jusqu'à nos jours. Selon M. Desruelles, l'état de la société primitive a dû fréquemment produire des affections des parties génitales et du système cutané, et la prostitution a dû les multiplier et diversifier leurs formes ; mais les anciens auteurs ne les ont décrites que comme des lésions isolées, distinctes, et indépendantes les unes des autres. M. Desruelles n'explique pas d'une manière précise ce qu'était l'épidémie de Naples ; il avoue que c'est de cette époque que datent la fréquence et l'intensité des maux vénériens; mais il prétend que ce n'est pas là leur origine.

M. Gibert, dans un ouvrage qui a paru la même année que celui de M. Desruelles, a soutenu avec le talent et l'érudition qu'il a déployés dans ses autres écrits, que la syphilis était inconnue des anciens, et que l'opinion la plus vraisemblable est qu'elle tire son origine de l'Amérique (1).

Laissons maintenant la France et suivons les opinions qui ont été émises depuis le commencement de ce siècle, sur le sujet qui nous occupe, par les médecins étrangers. L'Angleterre n'a pas produit des travaux bien importants sur l'histoire des maladies vénériennes. C'est dans ce pays qu'a pris naissance la doctrine de la pseudo-syphilis, dont les symptômes ressemblent tellement à ceux de la syphilis qu'il est très-difficile quelquefois de les distinguer. Cette doctrine, dont on trouve les germes dans les écrits de Swediaur et de Hunter, a été développée par Abernethy et Carmichael. Ce dernier n'admet comme constituant la vraie syphilis, que le chancre huntérien et les accidents consécutifs qu'il entraîne, dont le plus caractéristique est la syphilide squammeuse. Il pense que les autres symptômes vénériens ont été connus des anciens ; tandis que la vraie syphilis n'a été observée en Europe que depuis la découverte du nouveau monde (2).

C'est aussi en Angleterre qu'ont commencé les nouvelles doctrines sur le traitement sans mercure des maladies vénériennes. Les docteurs Fergusson, Guthrie, Thomson d'Edimbourg, Hennen, Alkock, Kole, Rousseau, Phinney, Stevens, qui ont fait les premiers essais sur cette nouvelle méthode, n'ayant publié que des mé-

(1) Gibert. *Manuel des maladies vénériennes.* Paris, 1836.

(2) Carmichael. *An assay on venereal diseases.* Londres, 1825, in-8°, p. 33.

moires très-courts dans les journaux, n'ont pu s'occuper
de recherches historiques ; mais le docteur Maddox
Tilley (1), qui a adopté en grande partie leurs opinions,
soutient que la syphilis a existé de toute antiquité. Le
docteur Bacot, écrivain érudit et partisan du mercure,
pense que la maladie vénérienne n'a pas été connue des
anciens ; mais il ne croit pas qu'elle soit venue d'Amérique (2). « S'il est, dit ce médecin, un fait historique
« qu'on puisse regarder comme prouvé, c'est celui de
« l'origine de la syphilis à la fin du XVe siècle·
« Autrement , ajoute-t-il , je ne puis pas comprendre
« comment, à une époque précise, on entend partout
« parler d'ulcères des organes génitaux des deux sexes,
« suivis bientôt après de douleurs nocturnes les plus
« cruelles, d'affections du gosier et du nez, et souvent de
« la mort ; tandis que dans les écrivains antérieurs on
« ne trouve rien qu'on puisse rapporter à un mal sem-
« blable. »

Le docteur Judd (3), un des derniers auteurs anglais
qui ont écrit sur la syphilis, soutient qu'elle a existé
chez les anciens, et que nous en aurions la preuve complète si une grande partie de leurs ouvrages n'avait pas
péri dans l'incendie de la bibliothèque d'Alexandrie. Le
docteur Murphy, qui a porté jusqu'à la dernière exagération les nouvelles doctrines, et qui va jusqu'à avancer
que l'emploi du mercure est la seule cause des symptômes

(1) *A practical treatise on diseases of the genitals of the male.*
Londres, 1829, in-8º.

(2) Bacot. *A treatise on syphilis.* Londres, 1829, in-8º.

(3) *A practical treatise on urethritis and syphilis;* Londres, 1836,
in-8º.

secondaires, prétend aussi que la maladie vénérienne a été connue de toute antiquité (1). Il en donne pour preuve la description que fait Celse de huit variétés d'ulcères des organes génitaux ; mais comme il est forcé d'avouer que Celse ne parle pas des accidents consécutifs, il soutient que c'est parce qu'il n'employait pas le mercure. Enfin, l'auteur d'un ouvrage qui vient de paraître en Angleterre, sur le sujet qui nous occupe (2), prétend que la syphilis, telle qu'elle parut à la fin du XVe siècle, avec un caractère spécial et virulent, infectant promptement la constitution, fut une maladie nouvelle importée d'Amérique en Europe; mais qu'il existait, dès les temps les plus anciens, des affections des parties génitales qui se manifestaient à la suite d'un coït impur, et que plusieurs des cas de lèpre qu'on observait alors en étaient peut-être le symptôme consécutif.

L'Allemagne, qui a vu naître Hensler, Gruner, Sprengel et Girtanner, est aussi le pays qui a produit, dans ces derniers temps, les travaux les plus importants sur l'histoire de la syphilis ; mais malheureusement, les deux ouvrages les plus étendus des médecins allemands, sur ce sujet, ont eu le sort de ceux de Hensler; ils n'ont point encore été terminés. La doctrine anglaise, sur le traitement non mercuriel, a été introduite en Allemagne

(1) Murphy, *practical observations showing that mercury is the sole cause of what is termed secondary syphilis* ; Londres, 1839, in-8°.

(2) Hume Weatherhead, *History of the venereal disease examined*; Londres, 1841, in-8°. Nous ne connaissons cet ouvrage que par l'extrait que vient d'en donner le docteur Behrend, de Berlin, dans le tom. 3 de sa *Syphilidologie.*

en 1819 par Bruninghausen, et elle y compte encore aujourd'hui de nombreux partisans. Elle y a été surtout mise en pratique par les docteurs Fricke de Hambourg, Kluge de Berlin, Wilhem et Handschuch de Munich, Erstele de Vienne. Le plus grand nombre des médecins allemands de nos jours ont soutenu que la syphilis était connue des Grecs et des Romains. Ils admettent cependant qu'elle avait chez eux moins d'intensité que depuis la fin du XVe siècle.

Quelques années après l'introduction, en Allemagne, des nouvelles doctrines anglaises, le docteur Huber publia un ouvrage, intitulé : *Remarques sur la nature et le traitement des maladies vénériennes* (1), dans lequel il se déclare le partisan des nouvelles méthodes sur le traitement sans mercure, sans cependant renoncer à ce métal dans tous les cas. Ce médecin a surtout cherché à prouver que la syphilis n'est point venue d'Amérique. Il semble admettre qu'elle a existé dans tous les temps; mais que c'est seulement à la fin du XVe siècle que l'on commença à donner un nom spécial aux maladies des organes génitaux qui étaient connues longtemps auparavant. On en fit, selon lui, une nouvelle maladie dans le domaine de laquelle on rangea la lèpre, le feu persique, l'éléphantiasis, et autres affections cutanées si communes au moyen-âge. Il pense qu'on cessa de les observer au commencement du XVIe siècle, parce qu'on cessa alors de leur donner leur ancienne dénomination, et qu'on les confondit avec la maladie que l'on crut nou-

_____

(1) *Bemerkungen ueber die Geschichte und Behandlung der venerischen Krankheiten*; Stuttgard, 1825, in-8°.

velle, et dont on leur prêta le nom. Les écrivains de la fin du XVe siècle ont dit que la syphilis se répandit sur toute l'Europe en quelques années. M. Huber le nie. Il prétend qu'elle existait déjà partout. Seulement, on n'avait pas réuni pour en faire une même maladie divers symptômes morbides, soit de la peau, soit des organes génitaux que l'on connaissait déjà. Enfin, la propagation si extraordinaire de la syphilis, dans les diverses contrées de l'Europe, en si peu d'années, peut, selon lui, s'expliquer par l'extension, dans ces différents lieux, d'une nouvelle théorie médicale, plutôt que par l'apparition d'une maladie nouvelle. Nous doutons que les opinions de M. Huber trouvent beaucoup de partisans, quel que soit le talent qu'il ait mis à les soutenir. Comment expliquer les arrêts du parlement de Paris et les mesures de rigueur prises dans beaucoup d'autres villes, à là même époque, contre les gens atteints d'une maladie appelée grosse vérole (1), si cette affection eût été connue long-temps auparavant ? Peut-on concevoir cette terreur soudaine qui se répandit partout devant un mal imaginaire ? Il est bien commode d'expliquer ainsi, dans le silence du cabinet et après plus de trois siècles, des événements que l'on n'a point vus, et qui ont jeté une si grande consternation parmi les peuples qui en ont été les témoins.

(1) A la fin du XVe siècle, on chassa les vénériens de plusieurs grandes cités. On trouve dans les archives de l'Hôtel-de-Ville de Lyon une ordonnance, en date du 12 août 1497, par laquelle il est fait commandement à tous les mendiants atteints de grosse vérole d'avoir à sortir de la ville sous peine d'être bannis et fouettés.

Plusieurs médecins ont considéré la syphilis comme une dégénérescence de la lèpre, qu'elle avait remplacée, en Europe, vers la fin du XVe siècle. Nous avons vu que Sprengel était favorable à cette opinion, qui a été aussi soutenue, dans ces derniers temps, par le professeur Choulant (1), et par M. Dieterich, de Munich, dans son *Traité de la maladie mercurielle* (2). Selon ce dernier auteur, la lèpre orientale, transportée au moyen-âge en Occident, y a subi des modifications. Elle y était encore très-fréquente au XIVe siècle; on la vit diminuer au commencement du XVe, et vers la fin de ce même siècle elle disparut. Pendant cette même période de temps, les ulcérations et autres symptômes morbides qu'on avait vu précédemment affecter les organes génitaux, furent observés en beaucoup plus grand nombre, et offrirent plus de gravité. A cette époque, la corruption et la débauche devinrent plus générales que jamais, et l'on vit paraître de grandes épidémies qui causèrent d'affreux ravages. M. Dieterich pense que, sous de semblables conditions, les maladies peuvent changer de nature, et que celles qui n'étaient pas contagieuses peuvent le devenir. C'est ce qui arriva à la lèpre; elle continua à exister, mais avec un autre caractère et sous une autre forme, et on l'appella syphilis. Selon le même auteur, c'est en Espagne que ce changement commença à s'opérer. La misère et les malheurs sans nombre que durent

(1) Dans les Prolégomènes de sa nouvelle édition du poème de la syphilis de Fracastor ; Leipzig, 1830, in-8°.

(2) *Die Mercurialkrankheit in allen ihren Formen dargestelt,* Leipzig, 1837, in-8°.

y causer les guerres continuelles, dont le résultat fut l'expulsion des Maures, contribuèrent à ce résultat. Voilà pourquoi, d'après **M.** Dieterich, l'on a cru la syphilis originaire d'Amérique, tandis qu'elle était née en Espagne. Il pense que les troupes espagnoles l'ont communiquée en Italie à l'armée française, mais il est d'avis que ce ne fut pas précisément au siége de Naples. **M.** Dieterich étaie son opinion de celle de quelques médecins , entre autres de **M.** Larrey, qui a vu en Égypte des affections syphilitiques de la peau dégénérer en éruptions lépreuses bien prononcées.

Il a encore été émis, en Allemagne, dans ces dernières années, quelques opinions qui ont des rapports avec la précédente, mais qui en diffèrent cependant notablement, en ce que leurs auteurs admettent que la syphilis a existé dans l'antiquité. Ainsi le docteur Neumann (1) la regarde comme une affection anciennement connue, mais qui a pris une plus grande intensité vers la fin du XVe siècle, par sa complication avec la lèpre. Il pense d'ailleurs que l'épidémie de Naples était une espèce de lèpre, et non la maladie vénérienne. Le professeur Naumann, de Bonn (2), est d'avis que la syphilis est aussi ancienne que les relations des hommes entre eux. Il trouve des rapports intimes entre la lèpre, la variole et la syphilis. Il pense que ces affections ont toujours fait beaucoup de ravages quand il y a eu de grandes communications entre les diverses nations, soit par le commerce, soit par les guerres, les migrations ou les expéditions maritimes.

(1) Græfe und Walther *Journal ;* tom. 17.
(2) Schmidt *Jahrbuccher der Medicin ;* tom. 13 , *pag.* 94-105.

D'après cela, il admet que la maladie vénérienne a pu prendre une plus grande intensité lors de l'expédition de Charles VIII. Le savant professeur Hecker, de Berlin (1), considère la syphilis comme une affection dont les formes primitives existaient anciennement, mais qui offrit une plus grande intensité et des symptômes nouveaux, en 1495, par sa complication avec la diathèse scorbutique qui régnait alors, en Europe, d'une manière générale depuis quelques années.

Au milieu de cette diversité d'opinions, le célèbre Hufeland (2) regarde la syphilis comme une maladie qui n'existe en Europe que depuis l'année 1493. Le docteur Bonorden, partisan modéré des nouvelles doctrines, incline aussi au même avis, ainsi que le docteur Handschuch, de Munich, qui est cependant très-favorable à la méthode du traitement sans mercure.

Il nous reste à jeter un coup-d'œil rapide sur les opinions émises dans deux ouvrages très-étendus qui ont paru depuis peu en Allemagne sur l'histoire de la syphilis ; ils ont pour auteurs le docteur Alexandre Simon de Hambourg et Rosenbaum. Le docteur Simon a commencé la publication d'une histoire complète des symptômes vénériens primitifs (3). Son premier volume est consacré

(1) V. son *Discours sur les diathèses morbides qui ont successivement affecté les peuples de l'Europe*, traduit en français dans la *Revue médicale* ; 1838 , tom. 1.

(2) *Manuel de médecine pratique*, traduit par M. Jourdan , pag. 531.

(3) Simon. *Versuch einer kritischen Geschichte der verschiedenartigen , besonders unreinen Behaftungen der Geschlechtstheile* ; Hambourg , 1830 , 1831 , 2 vol. in-8°.

à l'histoire de la blénnorrhagie. Il cite les passages de tous les anciens auteurs dans lesquels il est fait mention de gonorrhée, *fluxus seminis*. Il pense que les écoulements qu'éprouvaient les Hébreux, et dont il est parlé dans plusieurs endroits du Lévitique, étaient blénnorrhagiques et non spermatiques ; mais il est d'avis qu'ils avaient des rapports avec la lèpre, sans cependant admettre avec Girtanner, qu'ils en étaient simplement un symptôme. Il passe ensuite en revue les divers écoulements qu'on trouve décrits dans les ouvrages des médecins grecs, romains et arabes. Comme ces auteurs ne parlent point de contagion, il ne croit pas qu'ils aient connu notre blennorrhagie contagieuse. Arrivé aux médecins du moyen-âge, postérieurs à l'époque des croisades et antérieurs à la fin du XVe siècle, il considère les maladies qu'ils ont appellées *arsure, strangurie, gonorrhée, apostème* ou *ulcération intérieure de la verge*, comme différant peu de la blennorrhagie contagieuse de nos jours ou même comme n'en différant nullement, quoiqu'il avoue cependant que ces écrivains n'attribuaient pas ces diverses affections à la contagion, mais plutôt à l'excès du coït ou à d'autres causes.

Dans le second volume de son ouvrage, M. Simon, de Hambourg, donne l'histoire des ulcères des parties genitales de l'homme et de la femme. Il cite avec les plus grands détails tous les passages des auteurs grecs, latins et arabes, dans lesquels il en est fait mention ; mais il avoue que ces écrivains ne les attribuent jamais à la contagion. Il arrive ensuite aux médecins du moyen-âge qui parlent d'ulcères de la verge survenus après le coït avec une femme mal propre ou une courtisane (*Cum fœdâ muliere aut meretrice)*. M. Simon paraît bien regarder ces ulcères comme des symptômes vénériens primitifs. Cependant il ne croit pas , malgré cela , que la syphilis existât chez les anciens ni au moyen-âge comme nous l'observons aujourd'hui. Il pense à la vérité que tous les symptômes locaux des parties génitales que nous voyons de nos jours étaient déjà connus ; mais que ce n'était point là la maladie vénérienne *morbus gallicus* qui s'est manifestée à la fin du quinzième siècle. Au reste, la partie de l'ouvrage de M. Simon, dans laquelle il devait examiner les rapports qui existaient entre les symptômes locaux et la maladie nouvelle, n'a point encore paru. Il est donc difficile de connaître d'une manière précise son opinion. On doit regretter qu'un livre d'un aussi haut intérêt n'ait point été terminé.

Un autre médecin allemand , le docteur Rosenbaum , vient de publier, en 1837, un volume de 480 pages sur l'histoire de la syphilis dans l'antiquité (1). Selon lui, les affections vénériennes des parties génitales se développèrent chez presque tous les peuples anciens quand il exista des circonstances favorables ; mais un grand nombre d'influences défavorables leur-empêchèrent d'acquérir une grande intensité. Elles demeurèrent donc le plus souvent locales, sous forme d'écoulements ou d'ulcères superficiels, sans opérer une réaction générale sur l'organisme, et quand cette réaction avait lieu, c'était ordinairement sous la forme d'affection cutanée. Les circonstances qui, selon l'auteur, ont, dans l'antiquité, contribué

______

(1) Rosenbaum. *Die Lustseuche in Alterthum* ; Halle , 1839 , in-8°.

à produire les maladies vénériennes des parties génitales sont : le culte de Vénus, de Priape, de Phallus et autres divinités qui favorisaient la débauche, les courtisanes, le climat et le génie épidémique. Leur production fut, au contraire, empêchée dans ces temps reculés par la propreté, les bains, la circoncision et la dépilation des organes génitaux, qui étaient en usage alors. Le médecin allemand parle très au long de la pédérastie et autres vices contre nature auxquels les Anciens étaient si adonnés, et il prétend que les diverses parties du corps qui servaient à ces infâmes débauches étaient aussi le siége de diverses affections qu'il regarde comme syphilitiques. Selon lui, la violence plus grande que la syphilis, qui existait déjà, prit tout-à-coup à la fin du XVe siècle, fut due à l'influence qu'exerça sur elle le génie épidémique exanthématico-typhoïde qui régnait alors à un haut degré, et qui s'annonçait, dans le midi de l'Europe, par le typhus pétéchial, qui y faisait les plus grands ravages, et, dans le nord, par la suette anglaise qui commença en 1485. D'après sa manière de voir, la syphilis ne fut donc point une épidémie, mais bien une maladie sous l'influence du génie épidémique qui existait à cette époque. M. Rosenbaum a employé le luxe d'une immense érudition pour chercher à prouver l'existence de la maladie vénérienne chez les Hébreux, les Grecs et les Romains; mais, selon nous, il n'y est point parvenu. Son livre peut être considéré comme une mine féconde, où ceux qui voudront faire des recherches sur l'histoire de la débauche chez les Anciens, trouveront d'immenses matériaux. Un savant médecin allemand, le docteur Dieterich, en a porté le même jugement que nous dans une analyse qu'il en a donnée dans la *Gazette Médico-Chirurgicale de Salzbourg*, publiée par MM. Ehrhard et Laschan. Il pense même que M. Rosenbaum, au lieu d'avoir prouvé l'antiquité de la syphilis, aurait plutôt fourni des arguments pour soutenir la thèse contraire. Quoique nos opinions diffèrent de celles de M. Rosenbaum, son ouvrage est si instructif et si plein de recherches, que nous désirons vivement qu'il en fasse paraître bientôt les deux derniers volumes, qui doivent contenir l'histoire de la syphilis au moyen-âge et dans les temps modernes.

PREUVES DE LA NON-EXISTENCE DE LA SYPHILIS DANS L'ANTIQUITÉ ET AU MOYEN-AGE.

Nous venons d'exposer les diverses opinions des médecins sur l'origine de la syphilis ; il nous reste maintenant à donner les preuves que nous croyons propres à démontrer qu'elle n'était point connue dans l'antiquité. Si les Grecs et les Romains en avaient eu connaissance, ils en auraient certainement fait mention dans les nombreux ouvrages qu'ils nous ont laissés ; mais il est surtout deux classes d'écrivains dont le silence sur cette maladie est plus digne de remarque, parce que par la nature des sujets qu'ils ont traités ils auraient dû en parler plus que tous les autres : ce sont les médecins et les auteurs qui ont écrit sur l'amour et sur les courtisanes. Athénée, le plus érudit des écrivains grecs, a consacré tout le treizième livre de son *Banquet des Sophistes* à rassembler tout ce qu'il a trouvé, dans les poètes et les prosateurs qui l'ont précédé, sur l'amour et sur les courtisanes de la Grèce. Il a réuni tous les passages dans lesquels les poètes comiques d'Athènes , dont la licence sur la scène était si grande, parlent des courtisanes de leur temps. Tout ce qu'ils ont dit sur leurs mœurs, sur leurs usages, sur leurs vices, sur leurs ruses envers leurs amants, sur la manière dont elles savaient cacher les défauts de leurs corps, s'y trouve réuni. On n'y a omis aucune anecdote sur leur compte. Athénée nous donne une liste complète de toutes celles qui ont eu quelque célébrité, et des personnages illustres qu'elles ont eus pour amants. Il nous entretient de leurs folles dépenses, du prix auquel elles vendaient leurs charmes. Il les accuse bien de ruiner ceux qui tombaient dans leurs filets ; mais il ne dit nulle part qu'elles leur donnaient des maladies contagieuses. Athénée (Lib. XIII. c. 6.) cite entre autres un long passage dans lequel le poète comique Anaxylas accumule toutes les injures contre les courtisànes. Il les compare aux hydres , aux vipères, aux harpies, au sphynx, à Carybde, à Scylla, etc.; il énumére avec complaisance tout le mal qu'elles font. Je le demande, ce poète aurait-il omis de dire qu'elles ruinaient la santé de ceux qui les fréquentaient, en leur communiquant une maladie honteuse ? J'ai lu avec la plus grande attention tout le treizième livre d'Athénée ; j'ai trouvé un si grand nombre d'endroits dans lesquels les auteurs qu'il cite auraient dû faire mention de la syphilis, que le silence seul de cet écrivain est pour moi une preuve convaincante qu'elle n'existait pas dans la Grèce.

Athénée n'est pas le seul auteur ancien qui ait traité des sujets dont nous parlons. Le spirituel et satirique Lucien nous a laissé des dialogues de courtisanes. C'est un tableau de la vie intime et familière de ces femmes. Elles s'y entretiennent, soit entre elles, soit avec leurs matrones, soit avec leurs amants. Quand une d'elles veut supplanter sa rivale, elle lui reproche tous les défauts corporels qu'elle peut avoir. Parmi tous ces défauts aurait-elle pu oublier celui d'être atteinte d'une affection contagieuse comme la syphilis ? Alciphron et Aristenète ont écrit des lettres de courtisanes, dans lesquelles on devrait également trouver quelques détails sur la maladie qui nous occupe. Le septième livre de l'anthologie grecque, recueillie par Planude, est consacré à de petites pièces de vers sur des sujets érotiques. Dans l'anthologie de Constantin Céphalas, plus récemment découverte, on trouve un livre entier qui ne renferme que des morceaux de poésies sur une passion infâme, devenue heureusement rare de nos jours. Je le demande : les auteurs de tant d'écrits licencieux eussent-ils pu ne pas parler de la syphilis, si elle eût existé de leur temps ? Astruc, Girtanner, Bosquillon même, et les autres médecins qui ont soutenu avant nous que la syphilis n'était pas connue des anciens, n'ont pas songé au parti qu'ils auraient pu tirer, pour défendre leur cause, du silence d'Athénée et des écrivains érotiques que nous venons de citer. Un de nos plus savants adversaires, M. Rosenbaum, dit qu'il s'est surtout étayé de témoignages d'auteurs non médecins. Nous venons de voir que ceux qui auraient dû plus que tous les autres parler de la syphilis n'en disaient pas un mot. M. Rosenbaum cite surtout en faveur de son opinion un grand nombre d'épigrammes de Martial ; mais dans ces pièces de vers le poète ne fait qu'accumuler des railleries mordantes contre des gens perdus de débauche.

Parmi les passages d'anciens auteurs, recueillis par Gruner, dans lesquels il est fait mention de maladies des parties sexuelles qui pourraient avoir quelque rapport avec la syphilis, on n'en trouve pas un seul qui appartienne à des poètes grecs. Quelques-uns sont extraits de poètes latins. Dans l'un, Juvénal (Sat. 2., v. 8) plaisante un prétendu philosophe qui feignait des mœurs austères, et auquel un médecin coupait en riant des marisques à l'anus. Dans deux épigrammes, Martial (1) se moque de familles qui avaient des fics sur diverses parties du corps. Mais qui ignore aujourd'hui que ces tumeurs végétatives peuvent souvent exister sans être aucunement produites par le virus syphilitique? C'est ce qui s'observe surtout dans les pays chauds. Hensler prétend rendre raison du silence des poètes satiriques et épigrammatistes anciens sur la maladie vénérienne, en disant que les poètes modernes du nord et du midi de l'Europe n'en parlent pas non plus beaucoup dans leurs vers. Mais peut-on comparer la retenue de nos poètes avec la licence des anciens, qui bravaient avec tant d'impudeur l'honnêteté dans les mots?

Les passages des anciens médecins grecs et romains, dans lesquels on prétend trouver des traces de la syphilis, sont beaucoup plus nombreux. Nous ne nous arrêterons pas à ceux qu'on trouve dans Hippocrate; ils sont en petit nombre et ont peu d'importance. Nous passerons de suite à Celse. On a soutenu que cet auteur avait décrit tous les symptômes syphilitiques qui se manifestent aux parties génitales de l'homme. Examinons

(1) Epigr. L. 1. Epigr. 66 et L. 7. Ep. 71.

un peu le chapitre dans lequel il parle de ces diverses affections (Lib. VI., c. 18). Celse décrit d'abord le phimosis, et il dit que, quand on est parvenu à découvrir le
prépuce, on trouve, soit à sa partie interne, soit sur le
gland ou sur toute autre partie du pénis, des ulcères qui,
quelquefois, sont secs, et d'autres fois humides et puru-
lents. Mais Celse dit, de la manière la plus positive, que
ce phimosis et ces ulcères viennent d'une inflammation
(*ex inflammatione*). Si ces symptômes avaient eu pour
cause des rapports sexuels avec une femme infectée du
même mal, Celse ne l'aurait-il pas connu, et aurait-il
affirmé, d'une manière aussi positive, qu'ils provenaient
d'une inflammation ? Celse parle également des ulcères
gangréneux et phagédéniques de la verge, de l'inflammation des testicules, des rhagades de l'anus; mais il ne dit
nulle part que ce sont des affections contagieuses.

Dans les ouvrages si volumineux de Galien, on trouve
un petit nombre de passages sur les maladies des organes génitaux; mais ils ne sont pas sans importance. Ce
médecin donne de courtes définitions du phimosis , du
paraphimosis , des rhagades , du bubon, des condylômes, etc. Il parle des ulcères de la verge, du prépuce
et de l'anus, qui sont, dit-il, sans inflammation. Il rapporte avoir fait cicatriser en trois jours, par l'application
d'un remède dessicatif, un ulcère du gland, qu'un médecin de la secte méthodique ne pouvait parvenir à guérir
par des émollients (1). Il décrit aussi la gonorrhée, et
en distingue deux espèces. Il dit qu'un malade qui le con-
sulta pour une gonorrhée accompagnée de douleur et

______

(1) *Method. medendi*, L. V , c. 15.

d'un sentiment de brûlure lors des évacuations, lui rapporta qu'il communiquait le même mal aux femmes qui avaient des rapports avec lui (1). M. Rosenbaum croit voir ici la preuve que Galien connaissait la blennorrhagie contagieuse; nous ne sommes point de cet avis : si cette maladie eût existé alors comme de nos jours, un médecin aussi répandu que Galien n'en eût pas observé un seul cas, mais plusieurs centaines. Ne voyons-nous pas quelquefois aujourd'hui des écoulements sexuels non syphilitiques se communiquer ? Ce fait, sur lequel nous reviendrons plus loin, n'en a pas moins, selon nous, une haute importance : il prouve que, quoiqu'on ait voulu le nier de nos jours, les médecins anciens auraient fort bien su reconnaître la contagion des affections des organes génitaux, si elles eussent été réellement contagieuses à cette époque.

Dans les écrits des médecins grecs qui ont suivi Galien, on trouve plus de détails sur le sujet qui nous occupe. Aétius, d'Amide, a réuni dans un seul corps d'ouvrage tout ce qu'il avait jugé de plus important dans les livres des médecins grecs qui l'avaient précédé (2). Il nous a laissé des fragments assez étendus sur les diverses affections des parties génitales de l'homme. Ce qu'il en dit est principalement tiré de Léonidas, d'Alexandrie, médecin contemporain de Galien. Cet auteur décrit les végétations du prépuce et de la verge sous le nom de thymus (Lib. XIV., c. 13). Il dit que, quand le

---

(1) *De sanitate tuendâ*, **L.** VI, c. 14.

(2) Aetii, *contractæ ex veteribus medicinæ sermones* XVI; Venetiis, 1553, in-8°, 2 vol.

prépuce est trop étroit pour être renversé, il s'y manifeste des fissures qui excitent de l'inflammation et une
vive douleur. Quand ces fissures sont anciennes, elles
deviennent calleuses (Lib. xiv., c. 14). Léonidas parle
aussi de l'inflammation du scrotum et des testicules, des
abcès de l'anus, et des ulcères rongeants qui s'y manifestent dans certains cas. Il employait souvent les causti-
ques dans le traitement de ces affections. Il les attribue
à diverses causes, mais jamais à la contagion.

Dans son seizième livre, Aétius donne, d'après divers
médecins grecs, de très-grands détails sur les maladies
des femmes. Ce qu'il rapporte sur les végétations et les
condylômes est tiré de Philoménus et d'Aspasie. Philoménus traite des tymus et des verrues de la vulve (Lib.
xvi., c. 105). Il dit qu'elles ressemblent à des mûres en
état de maturité, qu'elles s'irritent ou deviennent calleuses par le coït ou un exercice forcé. Il ajoute que sa
femme ayant été atteinte de ces végétations, il la guérit
en approchant plusieurs fois de ces tumeurs de l'origan,
auquel il mettait le feu, de manière que la partie malade
en reçût la fumée sans cependant être brûlée. Je le demande: cet ancien médecin eût-il écrit que sa femme était
atteinte de ces végétations de la vulve, s'il les eût regar-
dées comme provenant d'une affection honteuse qui se
transmettait par contagion (1)? Ce passage de Philoménus prouverait seul que les anciens ne leur attribuaient
point ce caractère, et, comme il appartient à un homme

____

(1) Astruc et les autres médecins qui ont soutenu la non-ancienneté de la syphilis, n'ont point fait attention à ce passage de
Philoménus.

de l'art, il a une autre importance que celui dont nous avons fait mention plus haut, où Juvenal dit qu'un médecin coupait, en riant, des marisques de l'anus à un débauché. Aspasie, sage-femme de la Grèce, citée par Aétius, parle des condylômes de la vulve. Selon elle, les rides de l'intérieur du vagin deviennent des condylômes, quand elles s'enflamment et se durcissent; ce qui arrive surtout après les règles et l'accouchement (Lib. xvi., c. 106). Cette même Aspasie fait aussi mention des fissures de la vulve : elle en attribue l'origine à un accouchement laborieux ou à un flux d'humeurs acres ; elle ajoute qu'elles s'exaspèrent par le coït (Lib. xvi., c. 107). Aurait-elle omis ici de parler de leur contagion, si elle eût été réellement observée? Archigène, cité par Aétius (Lib. xvi., c. 94), dit que la vulve s'ulcère, soit par un flux d'humeurs corrosives, soit par l'application de médicaments acres, par une rupture d'abcès ou un accouchement difficile. Dans cette énumération des causes des ulcères de la vulve, eût-il omis de compter le coït avec un homme atteint d'un mal semblable? On trouve encore, dans le seizième livre d'Aétius, des chapitres sur les tubercules miliaires et les pustules rugueuses de la vulve, et sur les abcès des grandes lèvres. Il dit que ces derniers sont facilement suivis de fistules.

Paul d'Egine traite d'une manière assez détaillée des affections des organes de la génération chez les deux sexes; mais il ne dit rien de plus qu'Aétius. Il parle des ulcères de la vulve, et il leur attribue absolument les mêmes causes qn'Archigène; comme lui il se tait sur la contagion : il décrit, ainsi que Celse, le phimosis et le paraphimosis; mais il ne fait pas mention, comme ce dernier, d'ulcères qui se trouvent quelquefois entre le prépuce et le gland dans le phimosis.

Tels sont les principaux passages dans lesquels les médecins de l'antiquité ont parlé des affections des parties génitales, et dans lesquels on a voulu trouver la preuve de l'existence de la syphilis à cette époque. On voit que dans ces divers passages, il n'est question que de symptômes isolés et non d'une seule et même maladie qui se transmet par contagion. Mais n'est-il pas reconnu aujourd'hui que toutes les affections locales qu'on regarde comme les accidents primitifs de la syphilis, peuvent aussi appartenir à toute autre cause ? C'est une vérité sur laquelle ont particulièrement insisté les partisans des nouvelles doctrines : ils prétendent même que l'on n'a aucun moyen de distinguer les symptômes locaux syphilitiques de ceux qui ne le sont pas ; et ils veulent sur des descriptions incomplètes, faites il y a près de deux mille ans, établir des distinctions qu'ils regardent comme si difficiles aujourd'hui, même à l'observateur le plus attentif et le plus éclairé. M. Jourdan prétend que les anciens n'ont pas su reconnaître, dans les symptômes morbides qu'ils observaient aux organes de la génération, une seule et même maladie, produite par un virus spécial, parce qu'ils ont été induits en erreur par les théories médicales qui régnaient alors. Selon lui ces théories leur ont fait attribuer ces diverses affections à l'âcreté de la liqueur séminale trop long-temps retenue, à l'action délétère du flux menstruel, à l'abus des plaisirs de l'amour, plutôt qu'à la contagion. Mais toutes ces théories médicales régnaient encore despotiquement en médecine à la fin du 15e siècle. Cependant les médecins de cette époque ne tardèrent pas à reconnaître que la maladie nouvelle, qu'on appella *Morbus Gallicus,* était produite par les rapports sexuels avec une personne atteinte du même mal. Bien plus, quoi qu'en dise M. Jourdan, les médecins grecs et romains n'expliquent pas, le plus souvent, la production des affections qui nous occupent par les théories humorales: Celse dit que le phimosis et les ulcères de la verge viennent d'une inflammation ; Léonidas leur donne la même cause ; plusieurs anciens médecins les attribuent à des causes mécaniques. Galien, comme nous l'avons vu plus haut, rapporte qu'un individu atteint d'une gonorrhée douloureuse communiquait le même mal aux femmes qui avaient des rapports avec lui, et il ne regarde point cela comme une chose ordinaire. Si les individus atteints d'ulcères les avaient communiqués à leurs femmes, n'en aurait-il pas été instruit également ? Pline le naturaliste parle d'une mentagre qui était très-fréquente à Rome, sous le règne de Tibère, et il dit qu'elle se communiquait par les baisers. Cet exemple et celui de Galien prouvent que les anciens, malgré leurs théories, savaient bien reconnaître les affections contagieuses quand elles l'étaient réellement.

Selon M. Rosenbaum, les médecins grecs et romains n'ont pas eu connaissance de la contagion des affections des parties sexuelles et n'ont pas donné un nom spécial aux diverses formes morbides de manière à en faire une maladie particulière, parce qu'ils ont eu trop peu d'occasion de les observer. Ce manque d'observations vient, d'après lui, de la pudeur des malades, surtout des femmes, qui refusaient de montrer aux hommes de l'art les organes souffrants, ou qui ne le faisaient que quand ils étaient gravement atteints, et qui dans ce cas s'adressaient encore aux prêtres plutôt qu'aux médecins. Nous doutons que M. Rosenbaum puisse faire partager à beaucoup de lecteurs ses opinions sur la pudeur des peuples anciens : certes, la prostitution était plutôt en honneur chez eux que la modestie; le culte de Vénus et de Priape en fournirait la preuve convaincante aux plus incrédules. En vain le médecin allemand s'étaye sur un passage de Celse, qui, avant de parler des maladies des organes de la génération, s'excuse de l'indécence du sujet qu'il va traiter, en disant qu'il est nécessaire de guérir des maux que l'on ne montre jamais aux autres que malgré soi; tant de passages des auteurs anciens sont en opposition avec la retenue de Celse, que nous ne croyons nullement que l'on puisse s'en étayer. D'ailleurs, si la débauche eût produit chez les anciens une maladie spéciale comme la syphilis, le simple peuple eût eu assez de bon sens pour découvrir la manière dont elle se communiquait, sans avoir besoin pour cela des médecins, et en dépit de leurs théories. Quoi! des peuples aussi éclairés que les Grecs et les Romains aux siècles de Périclès et d'Auguste, n'auraient pas su reconnaître la contagion d'une affection aussi fréquente que la maladie vénérienne! à peine les sauvages de l'Amérique auraient-ils été assez stupides pour commettre une semblable méprise.

Il est encore une preuve de la non-ancienneté de la syphilis, qui n'a point été signalée par Astruc, Girtanner et Bosquillon : c'est que les médecins grecs et romains qui ont bien parlé des affections locales qui constituent les symptômes primitifs de cette maladie, n'ont jamais fait mention des accidents consécutifs qui forment la syphilis constitutionnelle. Les affections de la peau pouvaient, je l'avoue, être confondues avec les diverses éruptions dartreuses qu'on trouve décrites dans les ouvrages des anciens. Mais ces ulcères du gosier, qui rongent le voile du palais et les amygdales, ne sont nulle part indiqués dans leurs livres; les anciens, qui ont décrit plusieurs espèces d'angines, n'auraient pas manqué de les signaler. On a voulu, à la vérité, rapporter à la syphilis constitutionnelle, ces ulcères de mauvais caractère dont parle Arétée (1), qui rongent les amygdales, le voile du palais et la luette, s'étendent aux autres parties de la gorge et font périr les malades. Mais Arétée dit que ces ulcères sont particuliers au climat d'Egypte, et qu'ils s'observent surtout chez les enfants avant l'âge de puberté; cette circonstance seule fait voir qu'ils n'étaient point un symptôme de syphilis générale. S'ils eussent été tels, les adultes les auraient éprouvés bien plus souvent que les enfants. D'ailleurs Celse, Aétius et Paul d'Egine ne parlent point de ces ulcères; cela fait voir qu'ils ne s'observaient réellement qu'en Egypte (2). La plupart des médecins qui soutiennent aujourd'hui l'ancienneté de la syphilis, avouent cependant que les anciens n'ont pas décrit les symptômes secondaires de cette maladie. M. Rosenbaum prétend qu'ils existaient alors, et qu'ils se manifestaient surtout par des éruptions cutanées; mais il n'en donne aucune preuve; il ne cite que quelques passages insignifiants

______

(1) *De signis morbor. acut.* L. 1 , c. 9.

(2) M. Rosenbaum prétend que les ulcères dont parle ici Arétée, étaient un symptôme primitif, et qu'ils étaient produits par les débauches infâmes en usage chez les anciens.

d'anciens auteurs, que nous ne mentionnerons pas ici, et qui ne peuvent point avoir de rapports avec l'affection dont nous parlons. Si la syphilis générale eût existé dans l'antiquité, elle aurait dû fréquemment acquérir un haut degré de gravité, à cause du défaut d'un traitement convenable et à raison des excès de tout genre auxquels l'histoire nous apprend que se livraient si fréquemment les anciens, et les écrivains grecs et romains nous auraient certainement donné des descriptions exactes et détaillées des symptômes qui la constituent.

Nous ne croyons pas non plus que les anciens aient connu la blennorrhagie virulente et contagieuse, telle qu'on l'observe de nos jours. Les médecins de la Grèce et de Rome parlent bien d'écoulements sexuels chez l'homme et chez la femme ; mais ils gardent le silence sur leur contagion. D'ailleurs il n'est pas toujours facile de savoir si, sous le nom de gonorrhée, *fluxus seminis*, ils désignent des écoulements blennorrhagiques ou spermatiques. Nous ne pensons pas également que quelques passages qu'on trouve dans les livres de Moïse, prouvent d'une manière suffisante que la blennorrhagie, telle que nous l'observons, ait été connue chez les Hébreux. D'ailleurs si la blennorrhagie eût existé dans l'antiquité, comme elle se guérit presque toujours sans mercure, les partisans des nouvelles doctrines ne trouveraient point là d'argument pour défendre leur opinion.

On ne trouve pas plus de preuves de l'antiquité de la syphilis dans les écrits des médecins arabes que dans ceux des médecins grecs. Ils décrivent comme ces derniers les ulcères, les diverses espèces de végétations, les rhagades et autres affections des parties génitales de l'homme et de la femme ; mais nulle part ils ne leur donnent pour cause la contagion. Sérapion fait mention d'abcès qui se forment à la vulve chez la femme ; il dit qu'ils proviennent du coït trop répété. Avicène attribue également aux excès du coït l'inflammation du pénis et l'ardeur d'urine. Plusieurs médecins arabes parlent de la blennorrhagie, mais ils ne disent point qu'elle soit contagieuse.

Il paraît qu'après l'époque des croisades, les affections morbides des organes génitaux devinrent plus fréquentes : aussi les médecins occidentaux du moyen-âge en parlent avec plus de détails, et ne gardent pas comme les médecins grecs, romains et arabes, un silence absolu sur leur contagion. Le premier qui en ait fait mention paraît être Guillaume de Salicet, né à Plaisance et qui enseigna la chirurgie à Verone, vers le milieu du 13e siècle. On trouve, dans sa chirurgie, un chapitre qui est intitulé : *De pustulis albis vel rubeis, et de milio, et de scissuris, et de corruptionibus, vel hujusmodi, quæ fiunt in virgâ vel circa præputium, propter coïtum cum fœtidâ muliere aut cum meretrice, aut ab aliâ causâ.* On voit que cet auteur indique ici diverses affections de la verge qui se manifestent après le coït avec une femme malpropre ou une courtisane. Guillaume de Salicet et les écrivains qui sont venus après lui se sont servis indistinctement des mots *fœda, fœtida* ou *immunda mulier.* Doit-on entendre par là une femme infectée de la syphilis ? Nous ne le croyons nullement. Guillaume de Salicet donne quelques détails sur les affections qu'il vient d'indiquer ; il dit que quand le mal est négligé il produit une escarre, la verge se corrode, il survient de la fièvre, des hémorrhagies, et même quelquefois la mort; il parle aussi des bubons qui se montrent à l'aine à la suite de ces maladies du pénis; il recommande comme moyen curatif à peu près certain, les lotions et les ablutions répétées sur l'organe atteint, dès que le mal commence à paraître.

Lanfranc, disciple de Guillaume de Salicet, dit qu'il se manifeste à la verge des ulcères qui proviennent de pustules qui se rompent. Parmi leurs causes il compte, ainsi que son maître, la contagion. Il conseille, comme moyen préservatif sûr, les lotions avec l'eau vinaigrée faites de suite après le coït.

Bernard Gordon fait mention des mêmes affections des organes génitaux de l'homme, et il les croit produites par des causes peu différentes. Il attribue les abcès de la vulve au coït trop répété.

Guy de Chauliac traite d'une manière plus étendue des maladies des parties génitales de l'homme et de la femme. Il dit qu'on y voit naître des excoriations, des échauffements, des ulcères virulents, putrides, corrosifs et chancreux. Il leur reconnaît pour cause des humeurs de mauvaise nature ou corrompues, des abcès, des plaies mal guéries, des frottements et des attouchements désordonnés. On voit qu'ici il ne dit pas un mot de la contagion; mais plus loin il a un chapitre intitulé : *De calefactione et fœtiditate in virgâ propter decubitum cum muliere fœdâ*.

Jean de Gaddesden fait bien aussi mention des ulcères de la verge; mais parmi leurs causes il n'énumère que le coït avec une fille trop jeune ou avec une femme qui a ses règles, ou enfin la rétention de l'urine ou du sperme.

Valescus de Tarente parle d'une manière plus claire de la contagion. Il dit, que les jeunes gens sont plus souvent atteints d'ulcérations des organes génitaux, quand ils ont des rapports avec une femme ayant à la matrice un ulcère, dont la contagion infecte la verge et y produit un mal semblable. Mais parmi les causes de ces ulcères il compte aussi les plaies, les frottements, le coït avec une femme immonde ou atteinte de cancer, les matières corrompues retenues entre le prépuce et le gland; enfin l'usage de vêtements malpropres (1). Il ajoute que les vieillards sont moins facilement atteints que les jeunes gens. Il dit avoir vu des individus dont la verge était tout entourée d'ulcères chancreux avec dureté; quand il fut consulté, ces hommes étaient déjà décolorés et à demi morts; ils avaient négligé de faire appeler de bons médecins. Il est probable qu'il s'agit ici d'un cancer du pénis.

Le dernier écrivain du moyen-âge, dont nous faisons ici mention, est Pierre de la Cerlata ou Argelata, professeur à Bologne au commencement du XVe siècle. Dans sa chirurgie il existe un chapitre qui a pour titre : *De pustulis quæ adveniunt virgæ propter conversationem cum fœdâ muliere, quæ albæ vel rubeæ sunt.* L'auteur parle dans un autre endroit de son ouvrage des ulcères de la verge, et il prétend qu'ils proviennent d'un abcès, de frottements ou d'attouchements désordonnés. Il dit encore que les uns sont comme des pustules et les autres comme des ul-

______

(1) Voici le passage de Valescus de Tarente : *Causæ possunt esse vulnus, vel attritio et coitus cum fœtidâ, vel immundâ, vel cancrosâ muliere. Alia causa primitiva potest esse materia spermatica vel corrupta, retenta inter caput virgæ et præputium, vel mali humores ibidem retenti, qui ibi retenti et non evacuati corrumpunt locum quem tangunt, et ulcerant; — vel portare femoralia nigra, fœtida et immunda.*

cères virulents et corrosifs. Il ajoute que quand on veut guérir ces ulcères par des styptiques, sans purger le malade, il survient à l'aine des bubons qui suppurent souvent. Pour éviter ces pustules de la verge, Argelata conseille d'user de précautions et d'avoir soin de faire des lotions après le coït.

Nous venons de citer les principaux passages, par lesquels on a cru prouver que les médecins antérieurs à l'an 1494, avaient connu la syphilis. Nous pensons qu'on n'y trouve pas des preuves suffisantes de l'existence de cette maladie avant cette époque. En effet, Gruner a donné, dans son supplément à l'*Aphrodisiacus* d'Aloysius-Luisinus, des extraits de plus de vingt-cinq médecins qui ont écrit depuis la fin du XIe siècle jusqu'à la fin du XVe, dans les ouvrages desquels on trouve des détails sur les affections des organes génitaux de l'homme et de la femme. Parmi ces auteurs, six seulement parlent de la contagion de ces maladies; les autres gardent le silence à ce sujet. Si la syphilis eût existé à cette époque, elle aurait dû être très-répandue à cause du débordement des mœurs si général au moyen-âge, et à cause du défaut de mesures sanitaires. Tous les médecins auraient donc dû la reconnaître, et savoir que les affections morbides des parties génitales, qui en étaient le premier symptôme, étaient contagieuses, surtout après que quelques-uns d'entre eux avaient émis cette opinion. Guillaume de Salicet est le premier qui ait dit que diverses affections de la verge pouvaient avoir pour cause le coït avec une femme malpropre ou une courtisane (*cum fœdâ muliere aut meretrice*). Nous croyons que par ces mots *fœda, fœtida* ou *immunda mulier*, les auteurs du moyen-âge ont surtout voulu désigner des femmes qui se tiennent avec une grande malpropreté, ou qui ont leurs règles ; des femmes atteintes de cancer de matrice, de leucorrhée âcre ou de la lèpre (1). Guillaume de Salicet

(1) M. Jourdan traduit les mots *fœda* et *fœtida mulier*, par *une femme impure*. Il a disserté sur ce que l'on entendait au moyen-âge par *l'impureté* des femmes ; il prétend que l'on désignait par là un état morbide particulier. Il soutient aussi que les doctrines des médecins de cette époque, sur l'impureté des femmes, ont donné naissance par degré aux théories nouvelles du virus vénérien. Nous allons rapporter quelques passages de médecins du moyen-âge, que nous croyons propres à éclaircir ce que l'on entendait alors par les mots *fœda, fœtida* et *immunda mulier*. Bernard Gordon dit que les diverses maladies de la verge sont produites par des causes internes ou externes; ces dernières sont selon lui : *Jacere cum muliere cujus matrix est immunda, plena sanie, aut virulentiâ, aut ventositate et similibus corruptis.* Dans un passage de Valescus de Tarente, que nous avons cité plus haut, cet auteur donne les épithètes de *fœda* et *immunda* à des caleçons malpropres (*portare femoralia nigra, fœtida et immunda*), et il les croit capables de faire naître des ulcères de la verge. Jean de Gaddesden ne compte, parmi les causes des ulcérations du pénis, que le coït avec une fille trop jeune ou une femme qui a ses règles, et cependant il donne le précepte suivant pour s'en préserver : *Si quis vult membrum ab omni corruptione servare, cùm recedit à muliere, quam habet suspectam de immunditie , lavet illud cum aquâ frigidâ cum aceto mixtâ, vel de urinâ propriâ interius vel exterius intra præputium.* On voit que Jean de Gaddesden regarde ici, comme suspecte d'être impure ou immonde (*suspectam de immunditie*), une femme qui a ses règles. Il met ces femmes dans la même catégorie que celles auxquelles les auteurs de cette époque donnent les épithètes de *fœda, fœtida* et *immunda.* Enfin, Bosquillon (traduction du traité de la Gonorrhée de Bell, t. 2, p. 23) prétend que chez les écrivains de la basse latinité, les mots *fœtida mulier* signifient souvent une prostituée.

qui a le premier employé ces expressions, et qui le premier aussi a avancé que quelques affections des organes génitaux pouvaient provenir de la contagion, a été peut-être ensuite copié par quelques-uns de ceux qui l'ont suivi : ils se sont servis à peu près des mêmes termes que lui; il est douteux qu'ils aient tous écrit d'après une observation bien constatée. C'est ainsi que Galien a été copié par presque tous les médecins qui sont venus après lui. On doit remarquer aussi que, quand ces auteurs parlent du commerce avec une femme malpropre ou une courtisane, comme pouvant produire des pustules ou des ulcères, ils énumèrent aussi beaucoup d'autres causes qui peuvent leur donner naissance, telles que les frottements ou les attouchements désordonnés, l'usage de vêtements malpropres, la rétention de l'urine ou du sperme, l'accumulation de matières putrides entre le prépuce et le gland, le coït avec une femme trop jeune, etc., et ils ne font aucune différence entre ces affections, quelle que soit la cause à laquelle ils les attribuent.

Si, par les affections des parties génitales dont ils font mention, les médecins du moyen-âge avaient voulu désigner une maladie aussi répandue que la syphilis, ils en auraient parlé avec beaucoup plus de détails et de précision qu'ils ne l'ont fait. Quelques-uns d'entre eux recommandent comme un moyen préservatif presque certain les lotions avec l'eau vinaigrée. S'ils eussent observé fréquemment des ulcères vraiment vénériens, ils n'auraient pas tardé à se convaincre que le remède qu'ils préconisaient n'était pas aussi infaillible. Il est vrai qu'ils ont vu quelquefois ces ulcères devenir très-graves ; mais à une époque où les règles de l'hygiène étaient totalement négligées, où les populations vivaient entassées dans des rues étroites, malpropres et privées d'air, et où souvent elles éprouvaient la famine ou se nourrissaient d'aliments de mauvaise qualité; à une époque où régnait la lèpre, et où tant d'autres maladies décimaient l'espèce humaine, est-il étonnant que les affections des organes génitaux aient été plus fréquentes, et qu'elles aient pu prendre quelquefois un certain caractère de gravité? D'ailleurs, si Guillaume de Salicet, qui exerçait son art en Italie, au XIIIe siècle, a observé que les ulcères de la verge venaient quelquefois de la contagion, comment Actuarius, qui pratiquait à la même époque, à Constantinople, n'a-t-il pas fait la même remarque?

Les médecins du moyen-âge n'ont pas plus fait mention que les médecins grecs, romains et arabes, des affections que nous regardons comme les symptômes de la syphilis constitutionnelle. Ils ne parlent pas plus que les anciens de ces ulcères qui rongent la luette, le voile du palais et les amygdales, ni de ces caries des os du palais qui font communiquer la cavité buccale avec les fosses nasales. Leur silence sur ces affections, auquel Astruc, Girtanner, Bosquillon n'ont pas fait attention, est une des preuves les plus grandes qu'ils n'ont pas connu la syphilis.

Mais il est encore une autre preuve de l'opinion que nous soutenons, et qui tend à corroborer toutes les autres, c'est que les médecins qui vivaient à la fin du XVe siècle ou au commencement du XVIe, ainsi que les historiens de cette époque, considérèrent tous la maladie qui parut en 1494, comme une maladie nouvelle à laquelle il fallait donner un nom nouveau. Si une maladie semblable eût existé avant l'année 1494, les médecins de ce temps n'en auraient-ils pas eu connaissance? Plusieurs d'entre eux exerçaient alors l'art de guérir depuis un grand nombre d'années. On avait, dans ces temps-là, beaucoup de tendance à penser que les Grecs et les Romains avaient tout découvert. Si l'on avait trouvé dans leurs écrits quelques vestiges d'une affection semblable, on n'aurait pas regardé la maladie qui parut alors comme nouvelle. Rhazès, l'un des premiers auteurs qui aient décrit la variole, prétend que Galien l'avait déjà connue. On ne doit donc pas être surpris que l'un des premiers témoins oculaires de la syphilis, Leonicenus, après avoir dit qu'elle était une affection nouvelle, ajoute cependant, un peu plus loin, qu'il ne peut concevoir que des hommes doués de la même nature, nés dans le même climat, et vivant sous les mêmes astres, n'aient pas toujours été sujets aux mêmes maladies. Voilà pourquoi les premiers médecins qui ont décrit la syphilis, tout en la regardant comme nouvelle, ont cependant cherché à lui trouver des rapports avec l'éléphantiasis, la lèpre, la mentagre de Pline, la variole, la *formica* des anciens, et autres maladies déjà connues. C'est sans doute ce qui a servi de prétexte à M. Jourdan pour avancer que les médecins de la fin du XVe siècle ne considérèrent pas la syphilis comme une affection précédemment inconnue.

Mais pour prouver l'existence de la maladie vénérienne au moyen-âge, on ne s'est pas contenté d'alléguer des passages d'écrivains qui en font mention; on s'est aussi étayé sur des règlements de police rendus à cette époque dans quelques villes, par lesquels des visites sont ordonnées dans les lieux de débauche, afin de faire séquestrer les prostituées qui seraient atteintes de diverses affections contagieuses. On a surtout signalé des statuts faits en 1347 par la reine Jeanne de Naples pour l'établissement d'une maison de prostitution à Avignon. Mais des documents récents semblent donner lieu de croire que ces règlements sont supposés, et qu'Astruc qui les a publiés a été la dupe d'une mystification (1). Guillaume Becket fait aussi mention de règlements qu'il dit avoir trouvés dans un manuscrit, par lesquels il est défendu, sous peine d'amende, de souffrir dans les lieux de débauche de Londres aucune femme infectée du mal de l'arsure. L'arsure paraît avoir eu des rapports avec la blennorrhagie; mais il paraît qu'elle dépendait de la lèpre, qui était si commune alors, ainsi que les écoulements sexuels auxquels étaient sujets les Hébreux. Enfin, Nicolas Doglioni, auteur italien, qui écrivait au commencement du XVIIe siècle, cité par Hensler, prétend qu'en 1302, lorsqu'une femme communiquait à Venise une maladie appelée en Italie *vermocane*, elle était condamnée à payer 20 sols d'amende; mais Hensler ne sait pas lui-même ce que c'était que cette maladie. Nous pensons que l'authenticité de ces règlements du moyen-âge est loin d'être démontrée, et que, quand même ils seraient authentiques, ils ne prouveraient point que la maladie vénérienne était connue alors.

D'après toutes ces raisons nous croyons que la syphilis n'existait pas au moyen-âge. Cependant nous devons con-

___

(1) Voyez à ce sujet un article inséré dans le *Journal des connaissances médico-chirurgicales*, par MM. Trousseau, Lebaudy et Gouraud (cahier d'octobre 1835, p. 173); voyez aussi le *Manuel des Maladies vénériennes*, de M. Gibert, p. 673.

venir que sa non-existence au moyen-âge n'est pas aussi bien prouvée que dans l'antiquité. Mais s'il fallait l'admettre à cette époque ; s'il fallait croire que la lèpre sous le nom de laquelle, depuis les croisades, on a réuni tant d'espèces de maladies cutanées en était le symptôme consécutif, nous ne voyons pas trop ce que les partisans des nouvelles doctrines auraient à y gagner, puisque les lépreux étaient en si grand nombre et qu'ils passaient toute leur vie dans les lazarets , tandis que nous guérissons presque toujours par le traitement mercuriel les affections de la peau, quand elles sont dues au virus vénérien.

RÉFLEXIONS SUR L'ORIGINE DE LA SYPHILIS ET SUR L'OPINION DE CEUX QUI CROIENT QU'ELLE EST VENUE D'AMÉRIQUE.

Maintenant que nous avons exposé les raisons que nous croyons propres à prouver que la syphilis n'a point existé, ni dans l'antiquité, ni dans le moyen-âge, ce serait ici le lieu d'émettre notre opinion sur son origine. A-t-elle été importée d'Amérique en Europe, comme le veulent Freind, Astruc, Van Swieten, Girtanner, Bosquillon, M. Gibert et une foule d'autres célèbres médecins ? A-t-elle commencé en Italie vers l'époque du siége de Naples, par une épidémie, ainsi que le prétend Sanchès ? A-t-elle été importée en Italie par les marranes, juifs clandestins chassés d'Espagne, selon que le soutient Gruner ? Est-elle une dégénérescence de la lépre qu'elle a remplacée en Europe, vers la fin du XVe siècle, comme semble le croire Sprengel et comme l'admettent le professeur Choulant et M. Dieterich ? Est-elle au contraire

une dégénérescence du yaws ou du pian, affections endémiques en Afrique, ainsi que paraissent le pense_r
Haller, Plenk, Howard, Thierry et même Sprengel ?
Nous ne chercherons point à discuter ces questions ar-
dues : l'étendue que nous voulons consacrer à cette dissertation ne nous permettrait pas de le faire. Nous le
répétons : nous regardons la syphilis comme une maladie
nouvelle qui a paru pour la première fois, en Europe,
vers la fin du XVe siècle. Avec les documents que nous
possédons aujourd'hui, nous croyons qu'il est impossible
d'éclaircir d'une manière certaine son origine. De même
qu'on a vu dans l'été de l'année 1800, le *scherlievo*, nouvelle
maladie contagieuse, qui a la plus grande ressemblance avec
la vérole constitutionnelle, se répandre avec une extrême
rapidité dans quelques districts des provinces illyriennes
et y atteindre plus du tiers de la population ; de même
aussi la syphilis a pu envahir tout-à-coup l'Italie à l'é-
poque de l'expédition des Français contre Naples, s'y
propager avec beaucoup de promptitude sous l'influence
de quelques circonstances favorables, parmi lesquels les
malheurs inséparables d'une invasion armée purent
avoir une grande part, et se répandre de là dans les autres contrées du globe. Quoique le *scherlievo* ait paru de
nos jours, on n'est pas d'accord sur la manière dont il a
pris naissance, puisque les uns ont prétendu qu'il avait
été importé en Illyrie par quelques matelots venus de
Turquie, tandis que d'autres ont soutenu qu'il avait
éclaté spontanément dans le pays (1). D'après cela doit-on

(1) Voyez, dans le journal général de médecine de Sédillot
(tom. 42, p. 2-30), un rapport sur le scherlievo, fait à la Société

être surpris qu'après plus de trois siècles il règne aujourd'hui la plus grande incertitude sur l'origine de la syphilis ? Pendant long-temps presque tous les hommes éclairés ont cru qu'elle venait d'Amérique. Nous ne voulons point soutenir ici cette opinion : nous savons qu'on peut lui faire des objections très-fortes, bien propres à jeter des doutes et de l'incertitude dans l'esprit d'un homme impartial et ami de la vérité ; nous croyons cependant qu'elle est loin de mériter l'épithète d'absurde qu'on a voulu lui donner dans ces derniers temps ; nous allons entrer dans quelques considérations à ce sujet.

de Médecine de Paris, au nom d'une commission, par M. Double. Les membres de cette commission sont d'avis que le scherlievo est une modification de la syphilis ; qu'il a la plus grande analogie avec la maladie vénérienne, telle qu'on l'observait à la fin du XVe siècle, avec le sibbens d'Ecosse, le yaws, le pian, le radezyge de Norwège, la maladie syphilitique du Canada ; que ce n'est pas une affection épidémique, mais une endémie contagieuse par toute sorte de contacts. Quant à la manière dont le mal a pris naissance, la commission ne nie pas d'une manière absolue son importation ; cependant, elle croit plus probable qu'il a pu se développer spontanément au milieu d'un grand nombre de circonstances favorables à sa production en Illyrie, telles que la malpropreté des habitants, l'humidité du sol, la petitesse des habitations toujours malsaines, la mauvaise nourriture, la saleté des vêtements, etc. Le docteur Michahelles, auteur d'un opuscule qui a paru en Allemagne, en 1833, sur le scherlievo, considère cette maladie comme ayant beaucoup plus de rapport avec la lépre qu'avec la syphilis. Il pense qu'elle a commencé à être observée en Illyrie vers l'an 1790, et qu'en 1800 elle s'est montrée avec les caractères d'une épidémie. Il dit qu'elle existe encore dans ce pays à l'état sporadique, qu'elle y est moins contagieuse qu'autrefois, mais qu'elle se montre encore avec beaucoup d'intensité chez ceux qu'elle atteint.

La plus forte objection que l'on puisse faire contre l'origine américaine de la syphilis est sans doute le silence des auteurs qui écrivaient à la fin du XVe siècle ; mais les idées astrologiques étaient si répandues alors, qu'il n'est pas étonnant que les écrivains de cette époque aient pu attribuer presque tous une maladie nouvelle à l'influence des astres et à la conjonction des planètes, plutôt qu'à une importation exotique. Christophe Colomb, dans une lettre contenant une courte relation de son expédition, qu'il écrivit en 1493 au trésorier du roi d'Espagne, ne parle pas non plus de la syphilis (1). On s'est beaucoup appuyé sur le silence de ce célèbre amiral. Mais ceux qui ont rapporté que la syphilis était endémique à Saint-Domingue, ont dit aussi qu'elle y avait très-peu d'intensité. Les premiers Européens n'auraient-ils pas pu également l'éprouver pendant quelque temps à un degré léger, lorsqu'ils étaient dans le pays où ils l'auraient contractée, et le même mal n'aurait-il pas pu prendre un haut degré de gravité, quand il aurait été transporté dans un autre climat ? Dans un cas semblable n'aurait-il pas été possible que Colomb fît peu d'attention à cette affection, et ses compagnons eux-mêmes n'auraient-ils pas pu ne pas savoir pendant quelque temps d'où venait leur mal ? Les partisans des nouvelles doctrines, qui prétendent que les Grecs et les Romains ont pu ignorer pendant plusieurs siècles la contagion des affections syphilitiques, ne peuvent refuser d'admettre que des matelots ont pu la méconnaître pendant quel-

___

(1) On possède encore une autre lettre, datée de la Jamaïque, le 7 juillet 1503, écrite par Colomb à Ferdinand et Isabelle. Il y rend compte de ses voyages et de ses malheurs ; mais il n'y fait pas mention de la syphilis.

ques mois. En outre, quand même Colomb aurait su que
les hommes de ses équipages avaient importé en Europe
une maladie nouvelle, il n'aurait pas eu intérêt de le publier. On sait que de nombreux ennemis ne cessèrent de
le poursuivre par leurs calomnies à la cour de Ferdinand
et d'Isabelle. Pour lutter contre eux il était obligé d'en-
voyer de l'or en Espagne et de peindre, sous l'aspect le
plus avantageux, les pays qu'il venait de découvrir: quelles
armes puissantes ses adversaires n'auraient-ils pas eues
contre lui, s'ils avaient pu lui imputer l'importation d'un
fléau qui causait une terreur si générale!

On manque de témoins oculaires ou d'auteurs contemporains, à l'abri de tout reproche, qui affirment, d'une manière certaine et indubitable, que la syphilis existait à Saint-
Domingue où sur le continent américain, à l'époque de la
découverte de ces pays. Les adversaires de l'origine américaine ont, avec raison, insisté sur ce point. Ferdinand
Colomb, fils de Christophe, a écrit une vie de son père,
qu'il avait accompagné dans ses voyages. Il dit que quand
ce célèbre amiral retourna à Saint-Domingue, en 1498,
il y trouva la colonie espagnole réduite à 150 hommes,
tous atteints de la syphilis. C'est là, certainement, le plus
ancien témoignage sur l'existence de la vérole en Amérique; mais il reste à savoir si elle y était endémique ou
bien si elle y avait été importée d'Europe. Les Espagnols qui étaient alors à Saint-Domingue, avaient accompagné Colomb dans son second voyage. Comme ils étaient
partis de Cadix le 25 septembre 1493, dix-sept mois
avant l'arrivée de Charles VIII devant Naples, on croira
difficilement qu'ils aient pu avoir la syphilis à leur départ.
D'ailleurs il n'est pas probable que Colomb se fût em-

barqué, pour une expédition aussi lointaine, avec des hommes atteints d'une maladie qui causait alors tant d'effroi. Mais cette colonie, laissée par Colomb, ayant reçu des vivres d'Espagne, on conçoit que les vaisseaux qui leur apportèrent des subsistances, avaient pu aussi communiquer la maladie vénérienne dans l'île. Cependant, comme ces 150 hommes en étaient tous atteints, cela donnerait plutôt lieu de soupçonner qu'elle était endémique dans le pays. Oviedo qui affirme que la syphilis était très-commune à Saint-Domingue, n'est allé, pour la première fois dans cette île, qu'en 1513, vingt ans après sa découverte; il ne peut donc pas être regardé comme témoin oculaire de l'état de ces contrées à cette époque. Cependant, comme il dit avoir eu des relations nombreuses avec plusieurs des chefs qui accompagnaient Colomb dans ses divers voyages, son témoignage doit être regardé comme très-important. Girtanner cite, en faveur de l'origine américaine, le témoignage de plusieurs auteurs espagnols, entre autres celui de Lopez de Gomara, qui fut aumônier de Fernand Cortez, et celui de Diaz de Isla. Le témoignage du premier ne peut pas être regardé comme à l'abri de toute contestation. Quant à Diaz de Isla, on ne sait pas l'époque de sa naissance; et comme son traité sur la syphilis n'a été imprimé qu'en 1542 (1), il est douteux qu'il ait été contemporain du premier voyage de

(1) Cet ouvrage de Diaz de Isla est intitulé : *Tratado contra las bubas*. Astruc et ceux qui l'ont suivi se sont trompés quand ils ont dit que ce livre, dédié à Jean III, roi de Portugal, avait été publié vers 1555. Antonio, dans la dernière édition de sa *Bibliothèque espagnole* (tom. 2, *pag.* 264), dit positivement qu'il a été imprimé à Séville en 1542, in-fol.

Colomb. Cependant son témoignage n'est pas sans valeur, comme on a voulu le prétendre ; il n'a point tiré
sa relation d'Oviedo, car son récit diffère beaucoup de
celui du dernier.

Léonard Schmaus et Ulric de Hutten sont les premiers qui aient dit d'une manière positive, en 1518 et
1519, que la syphilis est originaire d'Amérique. Fracastor, qui écrivait, en Italie, son poème de la syphilis, vers
1521, y parle de l'origine américaine, sans s'en déclarer
partisan. Oviedo qui avait fait plusieurs voyages au Nouveau-Monde et qui se trouvait à Barcelone lorsque Christophe Colomb s'y rendit à son retour de la découverte de
l'Amérique, publia, en 1525, son abrégé de l'histoire des
Indes-Orientales, dans lequel il rapporte que la syphilis
vient de Saint-Domingue, où elle est très-commune et où
elle est beaucoup moins dangereuse qu'en Europe. Selon
lui, elle fut apportée en Espagne par ceux qui accompagnèrent Christophe Colomb dans son premier voyage, et
quelques-uns d'entre eux ayant suivi Gonsalve de Cordoue à Naples, en 1495, y donnèrent le mal dont ils
étaient atteints aux femmes napolitaines, qui le communiquèrent aux Français.

Sanchès, Hensler et M. Jourdan se sont élevés
contre la bonne foi d'Oviedo et contre son récit (1).

____

(1) Pour atténuer l'autorité d'Oviedo, on a beaucoup insisté
sur quelques erreurs de date et sur quelques contradictions qui
existent dans ses écrits. On a dit que ce n'était que dans son
abrégé de l'histoire des Indes, qu'il avait soutenu que la syphilis
avait été importée en Espagne par les hommes qui suivirent Colomb dans son premier voyage, tandis que dans sa grande histoire, qui parut dix ans après, il n'attribue cette importation qu'à

Ils ont fait voir que Gonsalve de Cordoue n'étant arrivé
à Messine que le 24 mai 1495, et Charles VIII étant
parti de Naples le 20 mai , il était impossible que ses
troupes eussent reçu la syphilis des femmes infectées par les
soldats de Gonsalve , qui étaient encore en mer lors du
départ de Charles VIII de Naples. Ces raisons sont très-
justes ; mais elles prouvent seulement qu'Oviedo s'est
trompé quand-il a attribué aux troupes de Gonsalve de
Cordoue la *première* importation de la syphilis en Italie.
Lorsque Charles VIII y fit son expédition , il y avait
près de deux ans que Colomb était de retour de son premier voyage. Pendant ces deux années , la maladie vénérienne avait bien eu le temps d'être importée d'Espagne en Italie par d'autres que par les soldats de Gonsalve : les rapports entre les deux pays étaient alors
très-fréquents ; et Diaz de Isla affirme même que quand
Charles VIII arriva en Italie , plusieurs Espagnols ennemis des Français s'y trouvaient déjà et étaient infectés

ceux qui accompagnèrent cet amiral dans son deuxième voyage.
Cette assertion n'est pas entièrement exacte. Il est vrai que dans
deux chapitres de sa grande histoire (lib. 2, c. 13 et 14) il ne fait
dater l'origine de la maladie nouvelle que du second retour de
Colomb, qui eut lieu en 1496; mais dans un autre endroit de ce
même ouvrage (lib. 2, c. 13), il dit positivement que cette maladie fut communiquée par les femmes indiennes aux premiers Espagnols qui, avec Christophe Colomb , découvrirent Saint-Domingue. Il ajoute qu'ils la propagèrent en Espagne et ensuite en
Italie. Si la syphilis était endémique à Saint-Domingue, il serait
impossible que les premiers Européens, qui y séjournèrent plusieurs mois, ne l'y eussent pas contractée. Enfin, il n'est pas rare
de trouver des erreurs de date et même des contradictions dans
les auteurs contemporains d'Oviedo : il n'est donc pas surprenant
qu'il en existe dans les écrits de cet historien.

du mal vénérien (1). Quoi qu'il en soit, nous voyons à peu près à la même époque des écrivains allemands et espagnols, qui n'avaient eu aucune communication entre eux, soutenir que la syphilis venait d'Amérique. Léonard Schmaus affirme même, en 1518, que personne n'en doutait de son temps. Trois ans plus tard, Fracastor, en Italie, fait aussi mention de cette opinion. On a dit qu'Oviedo avait eu l'idée de mettre l'origine de la syphilis sur le compte des Américains pour excuser les cruautés qu'il avait exercées à leur égard, en les représentant comme des hommes livrés à toutes les débauches et capables des crimes les plus horribles; mais d'après ce que nous venons de voir, Oviedo n'a fait que propager une opinion qui était généralement répandue de son temps, puisque des auteurs allemands et italiens en parlent déjà plusieurs années avant lui (2).

(1) Voici les paroles de Diaz de Isla, d'après la traduction latine de Jérôme Welsch : *At sequente mox anno 1494, cùm rex Galliarum Christianissimus Carolus, qui tùm rerum potiebatur, ingentem exercitum in italiam duxisset, multi Hispanorum, qui hostes illorum erant, ibidem hac lue infecti vivebant, adeò ut mox regiæ copiæ inficerentur ; ignari tamen quis qualisve morbus esset, aut quo nomine appellandus, credebant ex ipso aëre regionis subortum.* On voit que Diaz de Isla, quoique défenseur de l'origine américaine, n'attribue point, comme Oviedo, l'importation de la syphilis en Italie aux soldats de Gonsalve de Cordoue.

(2) M. Jourdan, qui avait dit, dans ses articles publiés en 1816 dans le *Journal universel des sciences médicales*, que Léonard Schmaus avait avancé le premier que la syphilis était originaire d'Amérique, soutient au contraire, dans son *Traité des maladies vénériennes,* qui a paru en 1826 (tom. 1 p. 258], que c'est Oviedo qui a émis le premier cette opinion dans deux trai-

Quelques - uns des défenseurs de l'origine américaine, tels que Nicolas de Massa, J.-B. Montano, Fernel, Guichardin, étaient encore très-jeunes lorsque Colomb revint de son premier voyage, et ne peuvent pas être regardés comme des contemporains; mais ils ont vécu avec des individus qui avaient été té-

tés sur le gayac, écrits en Espagnol et imprimés vers 1518. Pour soutenir son avis, il dit que, selon Antonio, ces traités ont paru en 1518. Nous avons consulté la bibliothèque espagnole de cet auteur *(bibliotheca hispanica nova*. Madrid, 1783, in-fol. tom. 1 p. 555), et nous n'y avons rien trouvé de ce qu'avance M. Jourdan. Antonio n'assigne aucune date à l'impression de ces traités; il n'en indique pas non plus le format, comme il le fait toujours. Bien plus, il affirme que ces deux opuscules sont tirés certainement *(sine controversiâ)* de l'histoire générale des Indes d'Oviedo, publiée en 1535. Il ajoute encore qu'ils ont été traduits en latin dans l'*Aphrodisiacus* d'Aloysius Luisinus. On les y trouve en effet, et le premier de ces prétendus traités n'est que le chapitre 2 du livre X de l'histoire générale des Indes d'Oviedo, et le second, le chapitre 17, livre XVI du même ouvrage. Le traducteur lui-même dit les en avoir extraits. Girtanner les donne également comme en étant tirés. Ainsi donc, si ces deux traités sur le gayac ont été imprimés séparément en espagnol (ce que nous regardons comme douteux), ils ne l'ont certainement été que postérieurement à l'année 1535, époque à laquelle parut l'histoire générale des Indes dont ils sont extraits, et non en 1518. Au reste, nous pensons que dans ce qu'il avance d'inexact au sujet des deux traités d'Oviedo sur le gayac, M. Jourdan a été induit en erreur par un passage d'Hensler *(Hist de la syphilis*, p. 113 et 114) qui n'a pas vu lui-même les opuscules en question, qui ne les cite que d'après Antonio, et qui n'a pas fait attention qu'Antonio les donne comme extraits de l'Histoire générale des Indes. D'après cela nous persistons à soutenir qu'Oviedo n'a point parlé le premier de l'origine américaine de la syphilis, comme le prétend M. Jourdan.

moins des événements de cette époque ; nous pensons que tous ces témoignages réunis ne peuvent pas être regardés comme n'étant d'aucune valeur. Enfin, si, à l'époque de la découverte du Nouveau-Monde, aucun auteur n'a dit d'une manière positive que la syphilis en était originaire, plusieurs écrivains de ce temps, parmi lesquels nous citerons entre autres Jean Trithème et Antoine Béniveni, ont affirmé que la maladie nouvelle était née en Espagne et avait été importée de là en Italie. Les partisans de l'origine américaine pourraient, en quelque sorte, faire valoir cette opinion comme leur étant favorable.

On a prétendu que l'on n'avait songé à faire venir la syphilis d'Amérique qu'après l'importation du gayac en Europe, parce qu'on avait cru alors que le Créateur avait dû placer le remède dans le lieu même où existait le mal ; cette raison n'était sans doute pas plausible ; mais, si les sauvages de l'Amérique ont enseigné aux Européens l'usage du gayac, on a bien eu quelques raisons de croire que la maladie contre laquelle il se montrait salutaire existait anciennement dans leur pays, parce que, en général, les sauvages ne font pas promptement des découvertes de remèdes. Quand ils enseignèrent aux Espagnols l'usage du quinquina, il y avait bien long-temps qu'ils connaissaient ses propriétés fébrifuges. Sprengel et M. Jourdan disent qu'il n'est pas probable que la syphilis ait pu se développer chez un peuple de mœurs aussi pures que les habitants de Saint-Domingue ; mais on peut répondre que le yaws, le pian, le scherlievo, le sibbens d'Ecosse, le radezyge de Norwège, maladies qui ont beaucoup d'analogie avec la vérole, sont bien endémiques dans des pays dont les habitants ne se

sont pas fait remarquer par le dérèglement de leurs
mœurs.

Pour prouver que la syphilis n'est pas venue d'Amérique, on a soutenu qu'elle existait déjà à Rome et dans
d'autres villes de l'Italie, vers le milieu de l'année 1493,
peu de mois après le retour de Colomb de son premier
voyage. Nous croyons que la maladie qui régnait alors à
Rome et dans d'autres villes d'Italie était la peste marranique et non la syphilis. Les Marranes, qui vivaient dans
la plus grande malpropreté et qui avaient eu à supporter
des privations de touté espèce, étaient atteints de la lèpre,
de la peste et de plusieurs autres affections morbides,
lorsqu'ils furent chassés d'Espagne : près du cinquième
de ceux qui se réfugièrent en Afrique y périt en peu de
temps. L'historien Zurita, cité par Sprengel, rapporte
que la maladie que ces Juifs clandestins apportèrent à
Naples y enleva vingt mille personnes. Il est certain que
la syphilis, quoiqu'elle jetât partout l'épouvante, ne
fit pas à beaucoup près autant de victimes : Hensler pré
tend qu'elle n'atteignit alors que la sixième partie des
populations. Ainsi donc si, comme le soutient Guner,
les Marranes ont importé la syphilis en italie, ils y ont
aussi communiqué la peste et la lèpre, et avec le peu de
documents que nous possédons aujourd'hui, il est impossible de distinguer ce qui appartient à ces diverses maladies (1). Je n'étendrai pas davantage ces considérations

(1) Ceux qui soutiennent que l'origine de la syphilis est due
aux Marranes, s'appuyent principalement sur le témoignage de
Léon l'Africain, qui assure que les Juifs, chassés d'Espagne, ont
importé le mal français en Afrique ; mais à l'époque de l'expulsion des Juifs d'Espagne, Léon était encore un enfant ; son seul
témoignage ne peut donc pas être regardé comme suffisant.

sur l'origine américaine de la syphilis. Comme je l'ai déjà dit , je n'ai pas la prétention de défendre cette opinion ; je soutiens seulement que si elle a été pendant long-temps presque généralement admise et regardée comme certaine , sans des preuves assez convaincantes, elle a aussi été ensuite trop légèrement rejetée d'une manière absolue et même traitée d'absurde.

Nous terminerons ici nos recherches sur l'histoire de la syphilis. En les publiant , nous avons eu principalement pour but de combattre les partisans des nouvelles doctrines sur le traitement sans mercure, qui soutiennent que dans tout temps on a traité avec succès cette maladie sans ce remède, et qu'elle n'est devenue grave que depuis qu'on a commencé à le mettre en usage. Nous ne prétendons cependant pas que tout soit à rejeter dans les nouvelles doctrines ; nous avouons qu'elles ont été en quelque chose utiles à la science , et nous ne voulons nous élever que contre leur exagération. Nous exposerons notre opinion à ce sujet, dans un travail que nous publierons très-prochainement, et qui contiendra un examen historique et critique des nouvelles doctrines médicales sur la syphilis.

FIN.

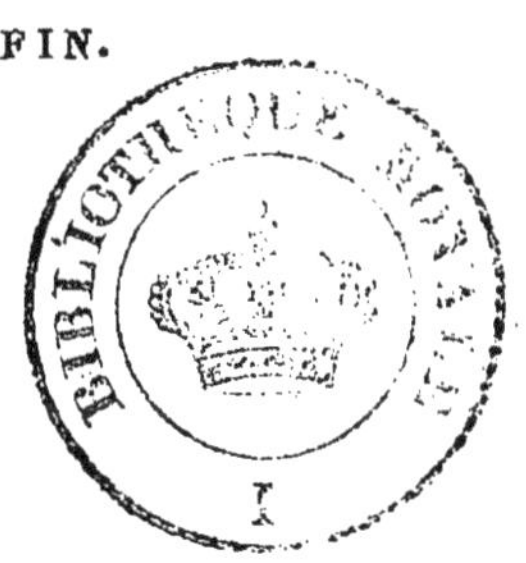